암
스스로 고칠 수 있다

차 례

| 서문(序文) |

PART 1
암의 발병원인에 대하여

1. 암은 스트레스로 발병합니다. ·· 20
2. 암은 운동부족으로 발병합니다. ·· 34
3. 암은 해열진통제, 호르몬제, 항생제, 고혈압에 사용하는 약 등
   다양한 서양의학적 약물의 부작용으로도 발병합니다. ················ 44
4. 남자의 과도한 성생활은 다양한 암을 발병시키는 직접적인 원인이 됩니다. ······ 56
5. 잦은 건강검진은 오히려 암을 유발시킬 수도 있습니다. ················ 60

PART 2
당신의 암을 스스로 낫게 하려면 어떻게 해야 하나?

1. 서양의학적 처치를 받지 말아야 합니다. ································· 72
2. 격렬한 운동을 해야 합니다. ·· 90
3. 자신이 지니고 있는, 어떤 질병도 스스로 낫게 할 수 있는 자연치유능력을
   포함하는 원력(原力)을 향상(向上) 시켜야 합니다. ···················· 98

4. 지구상의 모든 생명체가 가지고 있는 원력에 대하여 ·················· 110

5. 어떻게 하면 암 환자의 소멸된 원력을 회복시킬 수 있을까? ·········· 116

6. 암 환자가 자신의 존재마저 잊게 되는 무아지경에 이르러
   자신도 모르게 암을 낫게 하는 원력을 회복하고
   증강시키는 방법들에 대하여. ··· 120

7. 짜게 먹어야 합니다. (암은 냉증(冷症)으로 발병하는 것이 아니라
   열증(熱症)으로 발생합니다.) ··· 136

8. 입에서 당기는 음식을 섭취해야 합니다. ··························· 156

9. 운동만 한다면 음주와 흡연은 오히려 암을 예방하는 역할을 합니다. ········· 162

10. 암에 걸렸다가 완전히 나은 사람을 찾아가 암을 낫게 한
    그 사람의 방법을 사용하여 자신의 암을 자신이 주체가 되어
    스스로 치료 하여야 합니다. ··· 176

11. 오진(誤診)을 많이 하는 서양의학적 진단기기를
    무조건 믿지 말아야 합니다. ··· 184

12. 암 환자는 남자의 경우 성생활을 절제하여야 합니다. ··················· 192

13. 병원에서의 잦은 채혈(採血)은 환자의 암을 더욱 악화시킬 뿐만 아니라
    당연히 영양실조를 일으켜 암 환자의 생명을 단축시킵니다. ··················· 200

| 소아(小兒)암에 대하여 |

| 후기(後記) |

| 서문(序文) |

  살아가면서 옛 사람들의 말은 한 마디도 틀린 게 없다는 것을 많은 사람들이 점점 뼈저리게 느끼게 됩니다. 사람다운 삶을 위한 다양한 조언들, 살아가면서 꼭 지켜야할 것들에 관한 이야기, 살아가면서 느낀 것들에 관한 이야기 등 인생에 관한 옛 사람들의 무수한 말은 하나도 틀린 게 없습니다. 그런데 인생에 관련된 옛 사람들의 격언뿐 만 아니라 질병에 관한 옛 사람들의 말 역시 하나도 틀린 게 없습니다.

  옛 사람들은 환자들에게 자신들의 병을 자랑하고 다니라는 지혜로운 말을 하곤 하였습니다. 이 말의 진정한 뜻은 다음과 같습니다. 병에 걸렸을 때 자신이 어떤 병에 걸렸다고 주위 사람들에게 이야기 하고 다니다 보면 자신과 똑같은 병에 걸렸다가 나은 사람을 만날 수도 있다는 것입니다. 동일한 병을 앓다가 나은 사람을 만나게 되면 그 사람으로부터 어떤 치료법으로 병을 낫게 할 수 있었는가에 관하여 알아낼 수 있으므로 당연히 자랑하고 다녔던 자신의 질병도 그 사람이 사용하였던 동일한 치료법으로 스스로 완치시킬 수 있게 된다는 것입니다.

  암 환자도 마찬가지라고 생각됩니다. 무조건 큰 병원을 찾아갈 것이 아니라 자신과 똑같은 암에 걸렸다가 나은 많은 사람들을 찾아나서야 합니다. 그리하여 당연히 그 사람들의 암을 낫게 하였던 똑같은 방법으로 자신의 암을 치료해 보려 노력해야 할 것입니다. 그러나 암이라는 진단을 받자마자 많은 사람들은 혼비백산하여 갈피를 잡지 못하고 판단력이 크게 흐려지는 것 같습니다. 얼마전 유명한 코미디언 한 분이 폐암(肺癌)에 걸려 병원에서 항암치료를 받다가 애석하게도 세상을 달리 하였습니다. 그 후로 그 병원에 폐암 환자가 크게 몰리고 있다는 뉴스를 접할 수 있었습니다. 그 병원에서 폐암에 걸린 유명한 코미디언을 완치시켰다면 당연히 그 병원으로 폐암에 걸린 환자가 찾아가는 것이 옳습니다. 그러나 그 분이 그 곳에서 치료를 시작한지 채 일 년도 안 되어 유명을 달리하게 되었다는 사실을 전 국민이 거의 모두 잘 알고 있는데도 불구하고 그 병원으로 많은 폐암 환자들이 찾아간다는 것은 "병을 자랑하라"고 말한 옛 사람들의 지혜로운 말씀을 무시해버린 매우 바람직하지 못한 행동으로 생각됩니다. 서양의학은 암이 왜 발병하는 가에 관하여 정확하게 파악하고 있지도 못하고 있습니다. 이렇게 발병 원인도 모르는 상태에서 시행되는 수술, 항암화학요법, 방사선 요법 등의 서양의학적 처치는 처음부터 신뢰할 수가 없는 것들입니다. 더구나 암 환자의 70~80%정도가 암으로 사망하는 것이 아니라 수술, 항암화학요법, 방사선 요법 등의 부작용으로 사망한다는 이웃 나라의 현실과 우리나라의 실태는 전혀 다를 바가 없습니다. 질병에 관한 어떠한 주장도 매우 진실해야 합니다. 한 치의 착오도 없어야 합니다. 특히 대부분 앞으로 살아갈 날이 얼마 남지 않았다고 진단을 받은 암 환자들에 관한 의학적 주장은 정확하여야 하며 당연히 상업적인 의도가 전혀 없어야 합니다. 필자의 책을 읽다보면 자신이 왜 암에 걸리게 되었나를 정확하게 깨닫게 될 것입니다. 자신이 왜 암에 걸렸는가를 제대로 아는 순간 자신이 주체가 되어 서양의학에 기대지 않고 자신의 암을 스스로 낫게 할 수 있다는 확신을 갖게 될 것입니다. 암 환자의 생명을 단축시키는 가장 위험한 요소는 앞에서 설명한 바 있는 수술, 항암화학요법, 방사선요법 등 서양의학적 처치입니다. 그런데 이런 치명적인 잘못된 처치 보다 오히려 환자의 수명을 더욱 단축시키는 요인은 바로 환자 자신의 암에 관한 잘못된 생각입니다. 암이라는 질병은 나을 수가 없다. 그래서 나는 오래 못 살고 곧 죽게 될 것이다. 이런 잘못된 생각은 완벽하게 몸을 지배하여 바로 그 생각 그대로 몸이 반응하여 죽음에 이르게 되기 때문입니다. 아는 게 병이고 모르는 게 약이라는 옛 사람들의 말이 옳다는 것을 여실히 보여주는 사례가 있습니다. 어제 까지 식사도 잘하였고 잠도 잘 잤던 사람이 암이라는 진단을 받자마자 얼굴이 잿빛으로 변하고 잠도 잘 못자고 식사도 제대로 하지 못하게 되면서 급격한 체중감소와 식은 땀, 피로, 체력저하 등의 증상을 호소하는 경우를 자주 보게 됩니다. 일차(一次) 검사 결과 암이라고 진단을 받았다가 보름쯤 지나서 받은 검진 결과 암이 아니었다는, 오진(誤診)

이라는 통보를 받은 사람도 많은 것 같습니다. 그런데 놀라운 것은 그런 사람들 역시 오진이라는 결과가 나오기 전까지 기다리는 그 보름 동안에 암이라고 확진 받은 사람과 아주 똑같이 식욕부진, 체중감소, 피로 등의 증상을 보인다는 것입니다. 따라서 암 때문에, 암이 악화되면서 식욕부진, 체중감소, 피로, 나쁜 안색 등의 증상이 나타났던 것이 아니라 불치의 병인 암에 걸렸으니 나는 곧 죽겠구나 하는 생각 때문에 이러한 증세가 나타났다는 것을 쉽게 알 수 있습니다. 그러므로 암 환자는 암이라는 진단을 받아 그 사실을 알고 난 다음부터 본인 스스로 진정한 암 환자가 되어버립니다. 자신의 몸 안에 암이 있다는 생각, 그것이 점점 자라고 있다는 생각, 그래서 얼마 못 살겠구나 라는 생각만으로도 암 환자의 육체는 스스로 죽음을 향해 걸어가고 있는데 거기에다가 수술과 항암화학요법, 방사선 요법 등의 부작용이 치명적인 서양의학적 처치까지 가해지니 결과는 너무나 빤 한 것입니다. 사실 만물의 영장인 사람은 암은 물론 어떤 질병도 스스로 고칠 수 있는 놀라운 자연치유능력을 지니고 있습니다. 그 경이로운 힘을 원력(原力)이라고 부릅니다. 본문에서 자세한 설명을 할 것 입니다만 이러한 원력은 자신도 전혀 의식하지 못하는 사이에 놀라운 치유의 힘을 발휘하거나 역시 의식하지 못하는 사이에 크게 훼손되어 그 기능을 잃어버립니다. 만약 자신과 같은 암을 앓다가 완전히 나은 사람을 만나면 자신도 모르는 사이에 원력이 크게 살아납니다. 몇 개월 또는 몇 년 밖에 살 수 없다는 의사의 말에 인간이 지니고 있는 자연치유력은 즉 원력은 크게 망손 되어 작동하지 않습니다. 같은 병실에 입원하고 있던 같은 암을 앓고 있던 환자가 한 사람, 두 사람씩 돌아가시는 것을 보는 순간 원력은 크게 훼손되어 사라져 버립니다. 암을 낫게 하지도 못하는 서양의학이 주장하는 암에 관한 이론들은 당연히 모두 부정확한 것들 뿐이며 또한 비관적인 것들 뿐 입니다. 따라서 암 환자의 머릿속을 가득 채우고 있는 이런 부정확하고 비관적인 암에 관한 서양의학적 지식들은 역시 암 환자의 원력을 크게 훼손시킵니다. 자신의 암을 다양한 민간요법과 동양의학적인 방법을 사용하여 낫게 한 사람들도 많이 있습니다. 아는 게 병이라는 옛 사람들의 말을 믿고, 암에 걸렸지만 건강검진을 받지 않아서 암에 걸린 사실을 모르기 때문에 오히려 건강하게 장수하는 사람들 또한 더욱 많이 있습니다. 의학은 어려운 것이 아닙니다. 만약 당신이 암 환자라면 그래서 이 책을 모두 읽는다면 자신이 암에 걸리게 된 이유를 정확하게 알게 되므로 자신이 암 치료의 주체가 되어 환자가 죽어야 비로소 치료가 끝나는 서양의학적 처치를 단호하게 거부할 것입니다. 또한 스스로 자신의 암을 낫게 한 사람을 찾아내어 그들이 사용하였던 민간요법이나 동양의학적 방법에 귀를 기울일 것입니다. 더욱 중요한 것은 암의 발병 원인도 전혀 모르고 낫게 하지도 못하는 서양의학이 주장하고 있는 모든 암에 관한 지식들을 머릿속에서 완전하게 지워버림으로서 자신의 몸에 내재된 무한한 치유능력 즉 원력을 마주하게 될 것입니다. 결국 자신의 암을 전문가의 도움이나 지시 없이, 가족회의 결과와 관계없이, 필자를 만날 필요도 없이 오직 스스로의 결정으로 낫게 하여 가정과 사회와 국가에 기여하는 건강한 사람으로 복귀할 수 있을 것이라 확신하는 바입니다.

| 부언(附言) |

  사람들은 의학이 매우 어려운 것이라고 생각합니다. 그 이유는 의학에 관하여 쉽게 정확하게 설명해주는 전문가를 만나지 못하였기 때문입니다. 의학에 관하여 그야말로 통달한 사람은 누구나 알아듣기 쉬운 말을 사용하고 납득하기 쉬운 사례를 들어 초등학생이라 할지라도 쉽게 이해할 수 있도록 의학을 설명할 수 있는 것입니다. 이 책은 의학에 전문가가 아니라고 해도 쉽게 이해할 수 있도록 집필하였습니다. 암이라는 대단히 복잡하고 무거운 주제를 이렇게 쉽게 풀어 설명하여 주면 독자들이 필자의 주장을 잘 믿지 않는 경향도 있을 것 같습니다.

  암에 관한 최근의 서양의학적 연구결과가 실려 있는 의학저널을 소개하면서 전문적인 의학용어를 사용하여 암에 관한 설명을 난해하게 하면 할 수록 독자들 중에는 "나는 전문가가 아니라 무슨 말인지는 정확하게 잘 모르겠지만, 이 필자가 암에 관한 실력자 같으니 이 사람을 찾아가서 내 몸을 맡기자" 라는 생각을 할 수도 있을 것 같습니다. 이 책을 읽고 의학은 매우 쉬운 것이라는 깨달을음 얻는다면 정말 좋겠습니다. 그리고 사람은 그렇게 쉽게 암에 걸리게 되는 존재가 아니며 더욱이 또한 그 암 때문에 그렇게 빨리 세상을 뜨게 되는 하찮은 존재가 아니라는 것을 온 몸으로 느끼게 되길 바랍니다. 필자를 만날 필요도 없이 암은 환자 스스로 고칠 수 있는 가벼운 병입니다.

PART 1

암의 발병원인에 대하여

1. 암은 스트레스로 발병합니다.
2. 암은 운동부족으로 발병합니다.
3. 암은 해열진통제, 호르몬제, 항생제, 고혈압에 사용하는 약 등 다양한 서양의학적 약물의 부작용으로도 발병합니다.
4. 남자의 과도한 성생활은 다양한 암을 발병시키는 직접적인 원인이 됩니다.
5. 잦은 건강검진은 오히려 암을 유발시킬 수도 있습니다.

1장

암은 스트레스로
발병합니다.

서양의학은 각종 암의 발병원인에 대하여 아직도 정확한 이유는 알아내지 못하고 있습니다.

다만 암이 1500여종에 달하는 발암 화학물질(흡연, 공해), 방사선, 유전적요인, 지속적인 자극, 손상, 바이러스, 식습관 등으로 인하여 발병한다고 추측하고 있을 뿐입니다. 서양의학이 주장하고 있는 이런 이유로 발병하는 암이 없다고 단정할 수 없지만 필자는 대부분의 암은 스트레스로 발병한다고 굳게 믿고 있습니다.

암은 스트레스로 발병합니다.

의학의 전문가가 아닌데도 불구하고 민초들은 특정한 사람을 지칭하여 그 사람 큰 병에 걸릴 거야, 그 사람 아마 병에 걸려서 앓아누울 거야, 그 사람 죽을병에 걸려서 아마 오래 못 살 거야, 그 사람 이 번에 십년감수(十年減壽 수명이 십년 정도 줄어들었다는 뜻) 했을 거야, 그 사람 제명에 못 살 거야, 이런 말들을 많이 합니다. 이런 말들을 듣게 되는 사람들은 무슨 일을 겪었기에 전문가도 아닌 민초들이 함부로 작은 병도 아닌 큰 병에 걸릴 것이다 수명이 십년은 줄어들었을 것이라는 등의 의학적 진단을 할 까요? 보증을 섰다가 전 재산을 날리고 지하 단칸방으로 이사를 간사람, 살고 있던 아파트를 팔았는데 몇 개월도 안 되어서 가격이 수억(數億)이 올라버려 결과적으로 큰 손해를 본 사람, 순전히 부하의 잘못으로 인하여 억울하게 고위직에서 물러나게 된 사람, 불행하게도 너무나도 억울하게도 음주 운전 차량에 자식을 앞세우게 된 부모, 피땀을 흘려서 열심히 모아 놓은 재산을 도박으로 탕진해 버리는 남편을 둔 부인, 이렇듯 매우 큰 스트레스를 받고 있는 사람들을 향하여 사람들이 하는 말입니다. 이런 말들은 사실 아주 옛날부터 민초들 사이에서 전해져 내려왔습니다. 오래 전부터 즉 고려시대 이조시대 부터 억울하고 분한 일을 당한 사람들이 그래서 큰 스트레스를 받은 사람들이 얼마 살지 못하고 세상을 뜨는 경우를 사람들이 많이 보았기 때문에 이러한 말들이 민초들에게 계속 전해져 내려 온 것이라고 생각 됩니다. 오래된 옛날 의서(醫書)에도 부자가 갑자기 가난하게 되면 큰 병이 난다는 글이 실려 있을 정도입니다. 사실 민초들이 말하는 큰 병, 곧바로 앓아눕게 될 병, 오래 못 살게 만드는 죽을병, 수명을 십년(十年)이나 단축시킬 병 등은 구체적으로 무슨 질병을 지칭한 것일까요? 아주 옛날에는 사람이 병을 앓고 있을 때 시티(CT)나 엠알아이(MRI) 등 기기 등을 동원하여 서양의학적인 진단을 하지 못 하였으므로 환자가 구체적으로 어떤 서양의학적인 질병으로 앓다가 사망하였나를 알지 못 하였습니다. 따라서 예를 들면 양반이었다가 갑자기 노비(奴婢)로 팔려간 사람이 시름시름 앓다가 갑자기 사망하였을 때 단순히 그냥 큰 병에 걸려, 죽을병에 걸려서 세상을 뜬 것이라고 진단을 하였던 것입니다. 그런데 옛 사람들이 사용하고 있었고 지금 까지 사람들이 사용하고 있는 큰 병이라는 단어는 사실 다양한 암을 지칭하고 있는 것입니다. 사람이 스트레스를 받게 되면 간염, 당뇨병, 녹내장, 위염, 폐렴 등 다양한 질병을 앓게 되는 데 더욱 큰 스트레스를 받은 사람은 바로 간암, 위암, 폐암, 대장암 등 다양한 암에 걸리게 되는 것입니다. 옛날부터 사람들이 말하던 몇 개월 몇 년 안에 세상을 뜨게 만들어 버리는 엄청난 스트레스로 초래되는 큰 병, 죽을병은 바로 암이었다는 사실을 증명하는 다양한 임상적 사례를 들어보겠습니다.

곱게 키운 딸이 참으로 마음에 안 드는 남자와 결혼하겠다고 고집을 부리면 엄마가 딸에게 소리치면서 하는 말이 있습니다. 네가 나 피 토하고 죽는 꼴 보려고 그러냐? 그렇습니다. 사람이 큰 스트레스를 받으면 오장육부와 혈액이 뜨거워집니다. 그래서 사람이 분노하였을 때는 속 에서 열불이 난다, 속이 터진다, 열 받는다, 속에 울화(鬱火)가 쌓였다, 피가 끓어오른다고 말하는 것입니다. 여기에서 속이라고 하는 것은 사람의 몸속에 들어 잇는 오장육부를 말하는 것 입니다. 사람이 스트레스를 받으면 오장육부가 모두 뜨거워지지만 그 중에 위(胃)가 특히 뜨거워졌을 때에는 그 뜨거워진 열기가 위(胃)와 연결된 입으로 나오면서 토혈(吐血)을 하게 됩니다. 피 똥 싸게 맞아 볼래? 라는 잔인한 말이 있습니다. 주먹이나 몽둥이로 얻어맞고 피 똥을 싼다는 것은 또한 쉽게 이해하기 어려운 말입니다만 이 또한 억울하게 맞은 사람이 크게 스트레스를 받아서 그래서 대장(大腸)이 특히 뜨거워지고 대장이 뜨거워지면 그 뜨거워진 열기(熱氣)가 대장과 연결된 항문(肛門)으로 나오면서 혈변(血便)을 보게 되는 것입니다. 여자가 깊이 사귀던 애인에게 아이가 생겼으니 결혼을 하자고 조심스럽게 말합니다. 망나니 같은 남자는 그 아이가 누구 아이인지 나도 모르는 데 무슨 결혼이냐고 대꾸합 니다. 여자는 큰 스트레스를 받아 그 자리에서 하혈(下血)을 하게 되어 당연히 유산(流産)을 하게 됩니다. 간통죄(姦通罪) 는 없어졌지만 얼마 전 까지도 배우자가 경찰과 함께 상대방 의 간통현장을 직접 찾아가 사진 등 채집한 여러 가지 증거 를 경찰에 직접 제시하여야 간통죄로 고발 할 수 있었습니 다. 남편이 바람을 피우고 있다는 확신을 갖고 있었던 부인 도 막상 간통현장을 직접 목격하고 나면 큰 충격으로 스트레 스를 크게 받아서 그 자리에서 하혈하는 경우가 많다고 합니 다. 따라서 동행한 경찰이 남편의 외도를 막 목격한 하혈하 는 여인에게 생리(生理)가 나온다고 알려주는 경우가 있다고 합니다. 두 가지 경우에 처한 여인들이 스트레스로 하혈을 하는 것은 간(肝)이 뜨거워졌기 때문입니다. 간이 뜨거워지 면 간과 연결되어 있는 자궁(子宮)을 통하여 간의 열기가 나 오면서 여성의 성기(性器)로 출혈이 있게 되는 것입니다. 사 람이 스트레스를 받으면 폐(肺)도 뜨거워지는데 폐가 뜨거워 지면 폐가 위로 치미는 듯한 느낌이 나면서 숨이 차거나 호 흡이 매우 빨라지게 됩니다. 옛 사람들은 이러한 상황을 부아가 치밀어 오른다고 말을 표현 하였습니다. 부아라는 말은 폐를 일컫는 옛말입니다. 스트레스로 폐가 더욱 뜨거워지면 폐의 열기가 연결된 기도(氣道)로 나오면서 객혈(喀血)을 하게 됩니다. 여성이 스트레스를 크게 받으면 유방(乳房)이 점점 커지게 됩니다. 남자들도 스트레스를 많이 받으면 가슴이 여성처럼 불어나 여성형 유방이 남자에게 나타나는 수도 있습니다. 여성의 경우 유산(流産)이나 출산(出産)을 하게 되면 유방이 불어나면서 유즙(乳汁)이 자연스럽게 분비가 됩니다. 그런데 스트레스로 여성의 유방이 커지면 유산 또는 출산과 전혀 관계없이 유즙이 분비됩니다. 이어 여성이 더욱 큰 스트레스를 받게 되면 유방에서 피가 나오게 됩니다. 사람이 스트레스를 받게 되면 위에서 예로 들은 토혈, 객혈, 유방에서의 출혈, 혈변, 하혈의 증상만 발생하는 것이 아닙니다. 큰 스트레스로 인하여 신장이 뜨거워지면 연결된 생식기로 출혈이 되는 데 바로 혈뇨(血尿)의 증상도 나타나게 됩니다. 스트레스로 오장육부만 뜨거워지는 것이 아닙니다. 혈액도 뜨거워집니다. 이렇게 혈액이 뜨거워지면 오장육부가 더욱 빨리 뜨거워지기도 하지만 피부에서의 출혈이 야기되기 쉽습니다. 피부에서 출혈이 되었다가 지혈(止血)이 되면 검은 색을 띤 반점 소위 멍이 잘 들게 됩니다. 자그마한 충격에도 피부에 크게 멍이 들거나 특별한 충격도 없었는데 피부에 멍이 잘 드는 증상은 혈액이 뜨거워졌을 때 발생하는 피하출혈의 결과로 나타나게 됩니다. 이렇듯 남녀를 불문하고 사람이 큰 스트레스를 받으면 인체 여러 곳에서 다양한 출혈을 발생하게 되는데 특별히 인체의 한 곳 에서만 출혈이 있는 경우도 있고 여러 곳에서의 출혈이 동시에 일어나기도 합니다. 또한 사람에 따라서 간통현장을 목격한 여성이 하혈의 증상을 보이지 않고 피를 토할 수도 있는 것이며, 억울하게 맞은 사람이 혈변을 보지 않고 객혈을 할 수도 있는 것이며, 형편없는 남자와 결혼하겠다고 고집부리는 딸을 둔 엄마가 토혈을 하지 않고 혈변을 보게 될 수도 있는 것이며, 망나니 남자친구에게 막말을 듣게 된 여성이 하혈의 증상을 보이지 않고 유방에서 출혈이 있을 수도 있는 것입니다. 그런데 여러 가지 큰 스트레스로 초래된 인체 여러 곳에서 발생한 이런 출혈의 증상들은 여러 가지 암과 밀접한 관계가 있습니다. 환자가 토혈의 증상을 호소하면 의료기관에서는 제일 먼저 위암(胃癌)을 의심하며 위암의 전형적인 전조증상이 바로 토혈입니다. 환자가 객혈을 호소하면 병원에서는 즉시 폐결핵 또는 폐암(肺癌)을 의심하며 객혈 역시 폐암의 주된 증상 중에 하나입니다. 여성이 자궁출혈을 호소하면 병원에서는 맨 먼저 자궁암(子宮癌) 검사를 해보라는 조언을 할 것입니다. 반복되는 자궁출혈은 자궁암의 주된 증상 중에 하나입니다. 만약 여성이 유산 출산과 관계없이 유방에서의 출혈을 호소하면 전문의는 그 여성에게 유방암에 걸렸을 확률이 높다고 말할 것입니다. 유방에서의 출혈은 유방암 환자의 전형적인 증상입니다. 환자가 지속되는 혈변을 토로하면 병원에서는 대장암(大腸癌) 검진을 꼭 해야 한다고 말할 것이며 혈변 역시 궤양성(潰瘍性) 장염 혹은 대장암의 주된 증상 중에 하나 인 것입니다. 큰 스트레스 받은 환자가 혈뇨의 증상을 호소하면 당연히 병원으로부터 방광암, 신장 암 검사를 해보아야 한다는 권유를 받을 것입니다. 혈뇨는 신장암 방광암 환자에게서 볼 수 있는 전형적인 증상이기 때문입니다. 만약 외부적으로 타박을 당하지도 않았는데 피부에 멍이 잘 든다고 호소하면 병원에서는 제일 먼저 혈액 암의 일종인 백혈병을 의심하게 됩니다. 특별한 충격이 없어도 피하출혈(皮下出血)이 발생하고 이어 멍으로 변해버리는 현상은 거의 모든 백혈병 환자에게 나타나게 됩니다. 백혈병은 항생제, 해열 진통제, 다양한 항암요법의 부작용으로도 발병하게 됩니다. 큰 스트레스로 오장육부가 뜨거워져서 터져버려서 발생한 혈변, 유방에서의 출혈, 질 출혈, 자궁출혈, 객혈, 토혈, 혈뇨, 피하출혈 등의 증상들은 다양한 암과 밀접한 관계가 있어 현대의학적으로 암을 진단하는 중요한 지표가 되기도 합니다. 따라서 암은 큰 스트레스로 발병하게 된다는 사실을 쉽게 알 수 있는 것입니다.

신문발췌

> 재경부 어느 사무관의 죽음.
> 상고(商高) 졸(卒), 독학, 행시수석,
> 학맥에 밀려 한직만 전전. 과로로 42세에 위암으로 사망.

 대통령과 대기업 총수들의 정,재계 간담회에 이은 재벌개혁안 발표가 있던 25일은 재정경제부 감사담당관실에 근무하다 위암으로 세상을 뜬 이 종국(李 鍾國) 사무관의 발인일이기도 했다. 세제개편과 재벌개혁안 마련 등 일련의 업무가 산적한 때문인지 행시32회 수석이었던 이 사무관의 죽음은 부서 내 에서도 알게 모르게 묻혀 졌다. 고인은 어려운 가정형편으로 75년 상고(商高) 졸업 후 시중은행 행원으로 일하던 중, 통화 표 집계를 위한 파견근무로 구재무부와 첫 인연을 가졌다. 이 후 그는 주경야독 끝에 한남 대 경제학과를 거쳐 32회 행시에 수석합격, 뒤 늦은 공직생활을 시작했다. 밤새워 일할 정도로 성실했고 능력도 인정받았지만 그에게 이른 바 중요보직은 맡겨지지 않았다. 주변에서는 KS(경기고~

서울대) 학맥이 주류를 이루는 부서 문화 속에서 늦깍이 공직생활에 별다른 학맥을 갖지 못한 때문이라고 여겼다. 그는 위암이 발견된 지난해 말 1차 수술 후에도 별 다른 휴식기를 갖지 못한채 근무를 시작할 정도로 고지식했다. 사회생활을 시작한 지 24년 만에야 은행융자로 간신히 마련한 지방의 33평 아파트 한 채와 34세의 젊은 아내, 일곱 살, 네 살 바기 어린 두 자녀가 유산으로 남았다. 내 집을 그렇게 바랐지만 내 달 입주예정인 이 집에는 가족만이 남게 됐고 근무연수 부족으로 연금혜택도 불가능해 유가족들은 생활이 막막한 지경이다. 대전에 마련한 그의 마지막 길은 바쁜 업무 때문인지 재경부 고위간부 대부분이 찾지 못했고 동료 몇 명만이 자리를 지켰다. 재경부의 한 관리는 "음지에서 묵묵히 일하다 몸을 망친 사람에 대한 조직문화가 이래서야 날 밤새워 일할 마음이 나겠느냐"며 "지금 재경부는 바쁜 사람 만 바쁘다"고 꼬집었다.

위의 신문기사에 실린 안타까운 사연의 주인공은 수석합격을 했는데도 불구하고 한직을 전전하게 되는 등 여러 가지 큰 스트레스로 위암에 걸리게 된 것이지, 서양의학적 주장대로 맵고 짠 음식을 많이 먹어서, 육류(肉類) 탄 것을 많이 먹어서, 헬리코박터 파일로리(Helicobacter Pylori)균에 감염이 되어서 위암에 걸리게 된 것이라고 생각하는 독자들은 한 사람도 없을 것이 라고 믿습니다.

2장

암은 운동부족으로
발병합니다.

일주일에 두세 번 삼십분 정도의 달리기만 하여도 암 발병률을 오십 퍼센트 이하로 낮출 수 있다. 사람 허리둘레와 암의 발병률이 밀접한 관계가 있다. 허벅지의 근육이 많은 사람이 장수(長壽)할 확률이 높다. 비만(肥滿)과 암은 서로 밀접한 관계가 있다는 등 운동부족과 암과의 관련성을 주제로 한 서양의학적 연구결과를 방송 등 다양한 매체를 통하여 자주 접할 수 있습니다. 사실 운동부족은 암을 발병시킬 뿐만 아니라 또 다른 수 없이 많은 질병도 일으킵니다. 사람이 스트레스를 받으면 오장육부가 뜨거워지는 데 당연히 심장도 뜨거워집니다. 심장이 뜨거워지면 심장이 빨리 뛰게 됩니다. 이 때 평소보다 늘어난 심장박동 수에 맞는 적당한 운동을 꼭 해야 합니다. 큰 스트레스로 심장이 매우 빨리 뛰면 달리기를 해 주어야 합니다. 작은 스트레스로 심장이 조금 만 빨리 뛰면 적당히 걷는 운동을 해주어야 합니다. 사람들은 미치고 팔짝 뛰겠네 라는 말을 간혹 합니다. 너무나도 억울한 일을 당한 사람이 너무 분하다고 말하면서 그 자리에서 펄쩍펄쩍 뛰는 경우를 많이 볼 수 있었으므로 혹은 자신이 억울한 일을 당했을 때 그 자리에서 펄펄 뛰고 싶은 충동을 느껴

보았으므로 그런 말이 생겨난 거라고 생각됩니다. 따라서 미치고 펄쩍 뛰겠다는 말은 억울한 일을 당한 사람이 큰 스트레스를 받아 뜨거워져 평소보다 빨리 뛰고 있는 심장 박동 수에 맞는 제자리에서 뛰는 운동을 스스로 자신도 모르게 하게 된다는 것을 표현하고 있습니다. 이렇듯 사람은 스트레스로 자신의 심장이 빨리 뛰게 되면 스스로 그 박동 수에 맞는 운동을 자신도 모르는 사이에 이미 하고 있거나 자신의 심장 박동 수에 맞는 운동을 매우 좋아하게 됩니다. 자동차 엔진에 가장 무리가 되고 가장 해가 되는 일은 운행하지 않으면 액셀을 끝 까지 밟아서 엔진의 공회전 수를 크게 높이는 것이라고 합니다. 운행을 하면서 즉 시속 100킬로미터 이상으로 달리면서 엔진의 회전수를 크게 높이는 것은 오히려 엔진에, 자동차에 전혀 무리가 없지만 달리지 않는 상태에서 공회전을 많이 하게 하면 엔진의 냉각이 이루어지 않는 등 엔진과 자동차에 여러 가지 나쁜 영향을 준다고 합니다. 사람도 마찬가지입니다. 스트레스로 심장이 빨리 뛸 때 그 심장 박동 수에 맞는 적당한 운동을 하지 않는 것은 자동차를 운행하지 도 않으면서 엔진의 공회전 수를 크게 높이는 것과 다름이 없습니다. 당연히 심장(엔진)에 큰 무리가 따르게 되고 온 몸(자동차)에도 매우 좋지 않은 결과가 나타나게 됩니다. 심장은 수축을 하여 전신으로 혈액을 내 보내고 있으며 이렇게 심장을 떠난 혈액은 다시 심장으로 돌아가야 만 합니다. 심장에서 방출된 혈액이 돌아오지 못하고 정체되면 여러 가지 질병이 발생하게 됩니다. 심장을 떠난 혈액이 다시 심장으로 돌아오려면 발의 역할이 매우 중요합니다. 걷거나 뛸 때 발이 지면에 닿아서 생긴 발바닥의 압력이 증가되면서 또한 종아리 근육의 도움을 받아서 방출된 혈액이 다시 심장으로 되돌아갈 수 있습니다. 그러므로 발을 제2의 심장이라고 말하는 것입니다. 스트레스로 심장의 박동 수 가 증가하면서 당연히 평소 보다 많은 양의 혈액을 장기를 포함한 온 몸 방출하는 상황에서 걷거나 뛰지 않으면 방출된 평소 보다 많은 양의 혈액이 심장으로 되돌아가지 못 하게 됩니다. 사실 심장이 스트레스로 뜨거워지면 심장이 빨리 뛸 뿐만 아니라 심장이 부어서 커지게 됩니다. 심장이 부으면 심장에 영양을 공급하는 관상동맥이 좁아지게 됩니다. 이렇게 관상동맥이 좁아지고 방출된 혈액이 심장으로 귀환하지 못하게 되면 심한 경우 허혈성 심장질환으로 갑자기 심장돌연사를 할 수 도 있습니다. 따라서 "미치고 펄쩍 뛰겠네" 라는 말은 스트레스로 심장이 매우 빨리 뛸 때 발을 사용하는 운동을 해서 심장에서 방출된 혈액이 다시 심장으로 잘 돌아갈 수 있도록, 돌연사 하지 않도록 스스로 인체가 자구적인 노력을 한다는 사실을 표현하고 있는 것입니다. 이렇듯 큰 스트레스를 받고 있을 때 운동을 하지 않으면 심장마비로 인한 돌연사를 할 수도, 중풍에 걸릴 수도 있습니다. 앞에서 암은 스트레스로 발병한다고 설명한 바 있습니다.

그러나 큰 스트레스를 받고 있을 때라 하더라도 심장 박동에 맞는 운동을 해주면 절대로 암이 발병하지 않습니다. 많은 사람들이 큰 스트레스를 받고 있으면서도 격렬한 운동을 하지 않기 때문에 암이 발병하는 것입니다. 스트레스의 크기에 맞는 적당한 운동은 암을 예방해줍니다. 만약 암에 걸린 환자가 적당한 운동을 하면 더 이상의 암의 증식을 막을 수도 있고 또한 암을 소멸시킬 수도 있습니다.

사람의 혈액은 매우 중요한 것입니다 삶에서 중요한 요소들은 모두 피에 비유하고 있습니다. 피 같은 돈, 피 같은 술,

피 땀을 흘려 번 돈 등의 말들은 피가 사람의 몸에 얼마나 소중한 것인가를 잘 알고 있었던 옛 사람들의 생각을 보여줍니다. 사람의 혈액은 섭취한 음식물로부터 만들어 집니다. 옛날에는 음식을 투정하는 어린아이에게 그래도 먹어 두면 다 피가 되고 살이 된다는 말을 자주 하였습니다. 그렇습니다. 사람의 뼈와 살, 근육, 오장육부는 음식을 섭취하여 만들어진 혈액으로부터 만들어집니다. 음식을 섭취하지 않으면 몸속에 혈액이 만들어지지 않아 인체의 오장육부와 뼈, 살, 근육 등을 구성하는 모든 세포가 혈액으로부터 영양소와 산소를 받을 수 없기 때문입니다. 암(종양)을 구성하는 세포도 마찬가지입니다. 혈액으로부터 영양소와 산소를 공급 받아야만 점점 자랄 수 있는 것입니다. 특히 암을 구성하는 세포는 우리 몸의 정상조직을 구성하는 세포보다 증식속도가 매우 빠른 것이 특징입니다. 이렇게 무절제한 빠른 성장을 하는 암세포에게는 더욱 많은 혈액이 필요하게 됩니다. 사람이 식사 중에 입 안의 살을 실수로 깨무는 바람에 자그마한 살점이 떨어져 나가는 수도 있습니다. 이 때 살점이 떨어져 나간 부위에는 당연히 자그마한 구멍이 생깁니다. 이 입안의 상처가 완벽하게 나으려면 함몰된 부위에 소위 새살이 차올라야 합니다. 그런데 이 상처부위의 새살 역시 혈액으로부터 만들어 집니다. 만약 이런 경우에 환자가 음식을 충분히 섭취하지 않으면 음식으로부터 혈액이 만들어지지 않으므로, 영양실조로 입안에 새살이 늦게 차오르게 됩니다. 또한 이런 경우에 음식을 충분히 섭취하다고 해도 운동을 과격하게 하면 새살이 매우 더디게 차오르게 됩니다. 왜냐하면 혈액은 제일 먼저 항상 근육과 뼈를 영양하기 때문입니다. 의학은 어려운 것이 아닙니다. 누구나 자신의 몸과 마음을 잘 관찰해보면 왜 병이 생겼나를 쉽게 알 수 있는 것입니다. 아무튼 혈액은 제일 먼저 근육과 뼈를 만드는데 쓰인다는 것은 의학에 관한 전공자가 아니더라도 쉽게 알 수 있는 사실입니다. 근육은 늙지 않는다는 말이 있습니다. 운동을 하면 젊은 사람은 물론이지만 아무리 연세가 많으신 분이라도 운동한 부위에 순식간에 근육이 혈액으로부터 만들어진다는 뜻입니다. 물론 나이가 들면 몸속에 혈액의 양이 많지 않으므로 젊은 사람처럼 근육이 갑자기 많이 만들어지지도 않으며 근육의 소실되는 속도나 정도가 젊은 사람들보다 매우 빠릅니다. 그러나 연세가 드신 분이 만약 엎드려 팔굽혀 펴기를 어느 정도 할 수 있다면 엎드려 팔 굽혀 펴기를 하기 전에 자신의 가슴에 있는 근육 량(대 흉근의 량), 근육의 크기를 확인하고 이어서 팔굽혀 펴기 십 여 회만을 한 후 근육의 크기를 비교해 보면 육안으로도 확연하게 차이를 식별할 정도로 가슴의 근육이 만들어져 있는 것을 확인할 수 있습니다. 어떤 사람이 아령을 들고 이두박근 삼두박근을 키우는 운동을 한다면 십여회 정도만 하여도 순식간에 팔뚝에 있는 이두박근 삼두박근이 현저하게 크게 단단하게 만들어져 있는 것을 확인할 수 있습니다. 그러므로 만약 입안에 상처가 난 사람이 젊은 사람이라고 하여도 엎드려 팔 굽혀펴기 운동을 하루에 수 백회 씩 하고 아령을 사용하여 수 백회의 팔 뚝 운동을 한다면 혈액이 먼저 근육을 만드느라 모두 사용되므로 역시 혈액으로부터 만들어지는 입안의 새살이 더디게 만들어져 상처부위에 살이 채워지지 않으므로 입안의 상처가 오래 도록 낫지 않게 됩니다. 앞에서 설명하였듯이 무절제하게 번식하여 장기를 파괴하는 다양한 암은 그 성장속도가 매우 빨라서 혈액으로부터 영양소와 산소를 더욱 많이 받아야 하므로 정상조직 보다 더욱 많은 량의 혈액공급이 필요 합니다. 따라서 암에 혈액이 공급되는 혈관도 크게 발달합니다. 그런데 사람이 다양한 운동을 하게 되면 운동에 필요한 근육들을 만들어 내기 위해 혈액이 근육이 있는 곳으로 공급되어 근육을 만드는 데 사용되므로 암 세포에는 혈액공급이 충분하게 이루어지지 못하게 됩니다. 당연히 혈액공급을 받지 못 하게 된 암세포는 성장이 정지 되거나 소멸될 수 밖 에 없는 것입니다. 앞에서 예로 들었듯이 과격하게 운동을 하면 입안에 있는 상처부위에 혈액이 공급되지 못하여 상처부위에 새살이 생겨나지 못하게 되는 것 과 아주 똑같은 이치로 운동을 하면 암도 혈액공급을 받지 못하게 되어 성장이 정지되거나 소멸하게 된다는 것이다. 앞에서 설명의 편의 상 사람의 살과 근육에 관한 사례만을 제시하였습니다만 사실 운동을 하면 근육만 커지는 게 아니라 근육에 혈액을 공급하는 혈관도 더욱 발달하여 커지고 운동을 할 때 사용되는 관절이나 뼈도 튼튼하게 되는 데 이 또한 혈액의 공급으로 이루어지는 일입니다. 따라서 운동을 하면 근육뿐만 아니라 관절도 뼈도 튼튼하게 만드느라 많은 량의 혈액이 우선적으로 사용되므로 많은 량의 혈액공급이 필요한 암 세포에게는 영양실조가 초래되어 성장이 정지되거나 소멸하게 된다는 것입니다.

3장

암은 해열진통제, 호르몬제, 항생제, 고혈압에 사용하는 약 등 다양한 서양의학적 약물들의 부작용으로도 발병합니다.

서양의학은 애당초 흡연이 폐암의 주된 발병원인이라고 주장하였다가 실제 임상에서 비 흡연자의 폐암 발병률이 또한 높다는 것이 밝혀지자 궁색하게도 간접흡연으로 폐암이 발병할 수도 있다는 논리를 펴고 있습니다. 필자는 흡연이 폐암의 직접적인 발병원인이라는 서양의학적 논리에 절대로 동의하지도 않습니다만 도대체 사람이 간접흡연으로 얼마나 많은 담배연기를 마시게 된다고 간접흡연으로 폐암에 걸리겠습니까? 계속되는 간접적인 미량(微量)의 흡연으로도 폐암에 걸릴 수 있다면 담배(연초) 농사를 짓는 사람들도 폐암에 걸리지 않을까요? 가정에서 담배를 피우는 사람이 전혀 없는 데도 불구하고 즉 간접흡연의 기회도 전혀 없는 사람들의 폐암에 대하여 서양의학은 전혀 그 발병 이유를 알지 못하고 있습니다. 필자는 개인적으로 폐암 발병의 주된 원인은 스트레스라고 확신하고 있지만, 더불어 고혈압 약과 항암제를 포함한 서양의학적 약물의 부작용, 방사선 치료의 부작용 때문에도 발병한다고 굳게 믿고 있습니다. 최근 고혈압 약을 복용하면서 흡연을 하는 사람에게 폐암발병률이 크게 높다는 서양의학적 연구결과가 발표된 적이 있습니다. 이미 밝혔듯이 개인적으로 흡연과 폐암은 직접 관련이 없다고 믿고 있는 필자의 입장에서 이와 같은 서양의학적 연구결과는 폐암은 흡연과 관계없이 단지 고혈압 약의 부작용으로 발병하게 된다는 임상적 사실이 밝혀진 것으로 받아들여집니다. 혈압을 내리기 위하여 투여하는 서양의학적 약물은 그 작용기전에 따라서 몇 가지 종류로 나누어지는 데 이뇨(利尿)를 시켜서 혈압을 내리는 소위 이뇨강압제가 환자에게 주로 많이 투여되고 있습니다. 그런데 고혈압 환자들이 이뇨 강압제를 복용하였을 때 발생하는 서양의학도 인정하고 있는 다양한 부작용 중에 하나가 바로 마른기침입니다. 사람이 이뇨제를 복용하지 않고 그저 소변이 마려워서 소변을 보면 입이 마르거나 콧속이 마르거나 안구가 건조해지거나 하는 증상들이 발생하지 않습니다. 그러나 소변이 마렵지도 않은 사람을 강제로 이뇨를 시키면 몸 안에 있어야할 진액(津液)이 빠져나오면서 안구(眼球)도 건조해지며 콧속도 건조해지며 피부도 건조해지며 입안이 건조해지고 폐도 건조해지며 여자의 경우 질(膣)도 건조해 집니다. 당연히 인체 여러 곳에서 다양한 부작용이 나타납니다만 폐가 건조해지면 발생하는 질환에 대하여 알아보겠습니다. 폐가 이뇨제의 복용으로 건조해지면 마른기침이 발생하게 됩니다. 지속적으로 약물을 복용하여 폐가 더욱 건조해지면 객혈을 하거나 목이 쉬거나 목소리가 나오지 않는 증상이 발생합니다. 고혈압 약을 중단해야만 나을 수 있는 기침을 낫게 하려고 병원을 다니면서 항생제 기관지 경련 억제제 등을 장복하는 환자들도 많이 볼 수 있습니다. 만약 환자가 병원에 다녀도 잘 낫지 않고 장기간 지속되는 마른기침과 객혈을 호소한다면 의사는 폐암의 전형적인 증상으로 인지하고 당연히 폐암 검진을 권할 것입니다. 지속적인 혈압 약의 복용으로 폐가 매우 건조해져서 목이 완전히 쉬고, 목소리가 변하고, 목소리가 잘 나오지 않는 증상이 있을 때 병원에 가면 병원에서는 당연히 인후암 또는 후두암을 의심할 것입니다. 따라서 고혈압에 사용되는 이뇨강압제가 폐암, 인후암, 후두암을 발병시킬 수도 있다는 사실을 쉽게 알 수 있습니다.

해열진통제는 용혈성(溶血性)) 빈혈(貧血)이라는 부작용을 초래한다고 사용설명서에 인쇄되어 있습니다. 용혈성 빈혈이란 말 그대로 혈액이 용해(溶解)되어 혈액으로서의 생리적인 역할을 하지 못해 빈혈이 초래된다는 뜻입니다. 이렇게 혈액이 녹아버리면, 용해되면 적혈구만 파괴되어 감소하게 되는 것이 아니라 혈소판과 백혈구 역시 파괴되어 크게 감소 되어버립니다.

지혈(止血)에 관여하는 혈소판이 감소하게 되면 몸의 안과 밖에서 출혈이 쉽게 일어나며 또한 지혈이 잘 되지 않거나 지혈이 되는 데 시간이 오래 걸리게 됩니다. 해열진통제를 계속 복용하면 할수록 출혈량도 더욱 많아지고, 출혈 횟수도 증가하며, 출혈시간도 늘어나고, 지혈에 걸리는 시간도 점점 늘어나고 특히 피부에서도 출혈이 일어나 피부에 멍이 잘 들게 됩니다. 이런 증상들은 혈소판 감소증, 재생불량성 빈혈, 백혈병 등의 질병이 있을 때 나타나게 되므로 해열진통제는 혈액 암을 일으키는 부작용을 지니고 있다는 것을 쉽게 알 수 있습니다.

여성의 갱년기 증상이란 사실 서구 제약회사가 전 세계 여성들에게 여성 호르몬제를 복용시키려는 상업적인 의도를 가지고 조작한 의학적인 이론입니다. 대부분의 여성들이 40

세 후반 또는 50세 중반에 이르게 되면 생리(生理)도 없어지고, 가슴이 두근거리고, 잠이 잘 오지 않고, 자그마한 일에 짜증이 나고, 얼굴이 붉어지는 등 이른 바 가벼운 갱년기 증상들이 나타나기 마련입니다. 이런 갱년기 증상들은 질병이 아니라 여성이 노화(老化)되어가는 과정에서 정도 차이는 있겠지만 누구에게나 나타나는 그 정도가 미미(微微)한 현상입니다. 따라서 여성이 나이가 들어 늙어가면서 자연스럽게 발생하게 되는 갱년기 증상을 없애려면 나이를 먹지 않게, 늙지 않게 하는 어떤 약만이 여성의 갱년기 증상을 없앨 수 있는 것입니다. 폐경(閉經)으로 인하여 불면, 불안 등의 갱년기 증상들이 발생하게 된 것이 아니고, 여성 호르몬이 부족해져서 짜증, 안면홍조 등의 갱년기 증상이 나타나게 된 것이 아니고, 여성이 나이가 들었기 때문에 생리를 하지 않는 것이며 여성이 나이가 들었기 때문에 여성호르몬이 부족해진 것입니다. 따라서 여성호르몬제는 근본적으로 갱년기 증상을 낮게 할 수 없을 뿐만 아니라 여성 호르몬제는 유방암 자궁내막암을 일으키는 끔찍한 부작용을 지니고 있습니다. 여성이 나이가 들면 여성호르몬도 부족해지면서, 생리도 없어지면서 불면, 불안, 안면홍조, 짜증 등의 갱년기 증상들이 자연스럽게 동시에 진행되는 것이지 앞에서 설명한 데로 폐경과 여성호르몬 부족이 갱년기 증상을 초래하는 것이 아닙니다. 사실 여성이 갱년기에 공통적으로 겪는 이러한 증상들은 모두 여성에게 심각한 후유증을 남기지 않는 가벼운 현상들로써 매우 바빠서 정신없이 살아가는 여성들이나 운동을 열심히 하는 여성들은 거의 갱년기 현상을 인지하지 못하고 지나가는 수가 많습니다. 바쁘게 사느라 나는 갱년기가 무언지도 몰랐다. 이러한 말을 하는 여성들도 꽤 많이 있다는 것을 알면 갱년기 증상은 오히려 스트레스로 발생한다는 것을 쉽게 알 수 있습니다.

서양의학과 동양의학은 근본적인 차이가 있습니다. 만약 상한 단체급식을 먹고 설사를 하는 학생이 있다면 설사를 질병이라고 간주하는 서양의학은 설사를 빨리 멎게 하려는 약물을 투약합니다. 그러나 동양의학은 이 학생의 설사를 질병으로 인식하지 않습니다. 인체에 흡수되어서는 안 되는 상한 음식을 빠르게 몸 밖으로 배출시켜 버리려는 인체의 자구적인 노력이 설사라는 형태로 나타난 것으로 인식하고 절대로 설사를 멎게 하는 처방을 사용하지 않습니다. 서양의학은 이런 경우에 식중독으로 설사라는 병이 생겼다고 진단하겠지만 동양의학은 환자의 몸이 스스로 설사를 통하여 상한 음식을 몸 밖으로 재빨리 내보내서 식중독을 미리 예방하고 있다고 진단합니다. 따라서 서양의학의 방법대로 설사를 멎게 하는 약물을 환자에게 투여하면 상한 음식이 몸 밖으로 나가지 못 하고 인체에 흡수되므로 발열, 두드러기, 두통 등 오히려 심각한 식중독 증상이 발현되어 생명이 위중한 상태에 빠지기도 합니다. 서양에서는 제한 시간 안에 소시지 빨리 먹기, 햄버거 많이 먹기 같은 사람들의 흥미를 끄는 대회가 열린다는 것을 많은 방송매체를 통하여 보신 분들이 있을 것입니다. 1등을 한 사람이 적지 않은 상금을 수령했다는 대회 결과에 관한 소식과 3등을 한 사람이 귀가하여 식체(食滯)로 사망하였다는 소식도 함께 전하는 경우를 가끔 볼 수 있습니다. 3등을 한 사람이 만약 급하게 많이 먹은 음식을 집에 귀가하여 모두 토할 수 있었다면 절대로 사망에 이르지 않았을 것입니다. 많은 경우에 발생하는 구토는 사람의 생명까지 살릴 수 있는 인체의 자구적인 노력인 것이지 질병이 아닙니다. 설사와 구토 뿐 만아니라 기침, 콧물, 발열 등의 임상에서 환자가 보이는 수많은 증상들은 질병이 아니라 환자가 자신의 병을 스스로 치유하려는 자구적 노력으로부터 발현되는 현상이므로 절대로 구토를 멎게, 설사를 멎게, 기침을 안 하게, 열을 내리게 하려는 서양의학적 약물들은 처음부터 환자에게 투여 되어서는 안 되는 것이며 당연히 효과도 없고 심각한 부작용만 일으키게 되는 것입니다. 해열진통제, 고혈압약, 호르몬제뿐만 아니라 항생제, 혈당강하제 등 수많은 서양의학적 약물들은 처음부터 사용되어서는 안 되는 것들이며 당연히 치료효과도 없으면서 암을 유발하기도 하는 심각한 부작용을 지니고 있다는 것을 알아야 합니다.

신문발췌

진통제 자주 사용 시 임파종 위험,
비 스테로이드 성 소염진통제(NSAIDs) 정기 복용 때
발생률 139% 높아,
미(美) 메이오 병원 연구팀 암 학회지에 보고.

 관절염 등 통증질환 치료를 위해 이부프로펜이나 아스피린 같은 비스테로이드성 소염진통제를 정기적으로 사용하는 여성의 경우 혈액 암의 일종인 임파종(비호치킨스 임파종)의 발병위험이 높아진다는 사실이 최근 밝혀졌다. 미국 미네소타 주 메이오 병원 제임스 세르한 박사는 이번 연구로 매일 복용해도 안전성에 큰 문제가 없는 것으로 알려졌던 비스테로이드성 소염진통제를 새로 평가할 필요성이 제기 됐다며 국제 암학회지(IJC)에 보고했다. 세르한 박사는 류마티스성 관절염 환자에게 비스테로이드성 소염진통제를 규칙적으로 사용할 경우 대장암의 발생은 줄어들지만 임파종 발생 위험은 높아진다고 거듭 강조했다. 연구팀은 아이오아 주에

거주하는 2만 7000명이상의 폐경여성을 대상으로 7년 넘게 조사하여 총 131명의 비호치킨스 임파종 환자를 찾아냈다며 이들을 분석한 결과 아스피린만을 사용한 경우 71%나 임파종 발생위험이 높았다고 발표했다. 특히 아스피린 외의 비스테로이드성 소염진통제를 사용했을 때 임파종 발생위험이 139%나 높았다고 연구팀은 덧붙였다. 세르한 박사는 하지만 이번 연구결과에 대해 지나치게 집착할 필요는 없다고 말하고 확실하게 비스테로이드성 진통제의 위해성을 확인하기 위해서는 대규모의 추가실험이 필요할 것이라고 여운을 남겼다.

관절염 뿐 만 아니라 감기 등에도 널리 사용되는 여러 가지 소염진통제가 대장암은 예방하면서 혈액 암은 일으킨다는 연구결과는 오히려 매우 비과학적이라고 생각됩니다. 혈액 암을 일으키는 약은 당연히 대장암 뿐 만 아니라 인체 다른 곳에서도 여러 가지 암을 발생시킬 수 있다는 사실은 연구해 볼 필요도 없을 것입니다. 연구 결과 혈액 암의 발병률이 높아진다고 하면서 그러나 집착할 필요는 없다고 결론을 내릴 거라면 괜한 연구를 했다고도 생각됩니다.

4장

남자의 과도한 성생활은 다양한 암을 발병시키는 직접적인 원인이 됩니다.

과도한 성생활이 다양한 암의 원인이 된다는 제목에 매우 의아해 하는 독자들이 많을 것 같습니다. 서양의학은 남자의 성생활이 전혀 건강에 해롭지 않다고 주장하고 있습니다. 남자가 한 번 사정할 때에 배출되는 정액에는 땅콩 한 개 정도의 영양소가 들어있어 자주 사정하여도 건강에는 전혀 지장을 주지 않는다고 말하고 있습니다. 오히려 자주 성생활을 해서 남자의 정액을 많이 배출 시켜주어야 전립선 질환도 예방이 된다고 주장하고 있습니다. 또한 용불용설(用不用說)이라는 이론이 성생활에도 적용이 되므로 성행위를 하지 않으면 성적능력이 크게 퇴화해버리고 자주 성행위를 하면 오히려 성적인 능력이 더욱 발달 된다고 말하고 있습니다. 매우 잘못된 이론입니다. 아버지를 닮아 좋지 않은 성질을 타고난 아들에게 사람들은 피는 못 속인다는 말을 합니다. 비싼 경주마(競走馬)를 거래하면서 혈통(血統)이 좋은 말이라고 소개 합니다. 의학적으로만 따져보면 남자가 여자의 몸에, 수컷이 암컷의 몸에 정액을 넣어 주어서 임신을 시키고 아이나 새끼가 태어나는 것이므로 피는 못 속인다, 또는 혈통이 좋다는 말은 정확한 표현이 아닙니다. 정액은 못 속인다, 혹은 정통(精統)이 좋은 말이다 이런 표현이 오히려 과학적이라고 볼 수 있습니다. 사실 남자의 정액은 혈액으로부터 만들어집니다. 많은 량의 혈액으로부터 소량의 정액이 만들어 집니다. 따라서 옛 사람들은 정액을 백혈(白血)이라고 칭하였습니다. 여자가 출산으로 인하여 몸속에 피가 부족하여지면 여성의 성기에서 소위 애액(愛液)이라는 질 분비물이 나오지 않아서 출산 후 일정기간 동안은 부부관계가 어려워지기도 합니다. 바로 애액은 혈액으로부터 만들어지기 때문입니다. 마찬가지로 남자가 어떤 이유로 과도한 출혈을 겪은 후 성행위를 하게 되면 정액이 전혀 사출(射出)되지 않습니다. 혈액으로부터 정액이 만들어 진다는 것을 쉽게 알 수 있습니다. 따라서 남자가 성행위를 과도하게 하면 사정할 때 마다 혈액이 줄어들게 되므로 정액의 량 역시 점점 줄어들게 됩니다. 성적으로 더욱 과로하면 혈액이 더욱 줄어들어 정액을 만들지 못 하므로 정액의 원료물질이라고 할 수 있는 혈액이 소량의 정액에 섞여 나오게 됩니다. 이런 상황에서도 성생활을 계속하면 사정할 때 정액은 전혀 나오지 않고 피만 나오게 됩니다. 사정할 때 정액에 피가 섞여 나오는 증상, 사정할 때 피만 나오게 되는 증상은 전립선암 또는 신장 암에 걸린 사람들에게 나타나는 전형적인 증상입니다. 따라서 과도한 성행위는 전립선암, 신장 암의 직접적인 원인이 될 수 있다는 사실을 쉽게 알 수 있습니다.

 남자가 사정을 자주하는 것은 몸속의 피를 밖으로 많이 내보내는 행위와 똑같으므로 몸속에 점점 피가 부족해지게 됩니다. 이렇게 몸속에 피가 부족해지면 이뇨 강압제를 복용하였을 때 보다 더욱 심각하게 폐가 건조해지면서 마른기침을 하거나, 객혈을 하고, 목이 쉬거나 목소리가 변하거나 목소리가 아주 나오지 않는 증상이 발생합니다. 이러한 증상들은 폐결핵 또는 폐암, 인후암, 후두암 환자가 나타내는 전형적인 현상입니다. 남자의 성적과로는 이렇듯 다양한 암의 직접적인 원인이 됩니다.

5장

잦은 건강검진은
오히려 암을 유발시킬 수도
있습니다.

저의 집안은 당뇨환자가 많습니다. 어머님이 당뇨병을 앓다가 돌아가셨고 형제 중에 세 명이 모두 지금 당뇨병을 앓고 있습니다. 유전적인 요인이 있는 것 같습니다. 그래서 저도 수시로 병원에 가서 건강검진으로 당뇨병에 걸리지 않았나를 검사받고 있습니다. 저의 집안은 부모님 두 분 모두 고혈압으로 돌아가셨습니다. 그리고 형제 중에도 현재 중풍으로 고생하고 있는 사람이 있습니다. 우리 집안에 중풍 환자가 많은 것은 아마 유전적인 요인이 그 원인 같습니다. 그래서 저는 수시로 혈압을 재고 건강검진을 받고 있습니다. 우리 집안에는 간염(肝炎)환자가 많이 있습니다. 형님이 간염을 오래 동안 앓다가 간암으로 돌아가셨고 동생도 지금 간염으로 고생하고 있습니다. 우리집안의 간염은 유전인 것 같습니다. 그래서 저는 특히 간염에 신경을 쓰고 있으며 수시로 병원에 가서 간염검사를 받고 있습니다. 주변 사람들로부터 위와 같은 말을 들어보신 독자들이 꽤 많으실 것입니다. 사실 혈당 수치나 혈압 또한 간염을 진단하는 GPT 또는 GOT 수치는 하루 동안에도 큰 폭으로 오르락내리락하는 것이 오히려 극히 정상적인 것입니다. 지나치게 과로하거나 스트레스를 크게 받으면 혈당수치도 올라가고 혈압도 올라가며 지피티 지오티 수치도 올라가게 됩니다. 과일도 스트레스를 받으면 당도(糖度)가 높아진다고 합니다. 매운 맛을 지닌 대파를 불에 올려놓고 구어 대파가 뜨거워지면 단 맛이 나게 됩니다. 마찬가지로 사람도 과로나 스트레스로 오장육부가 뜨거워지면 당도가 높아지는 과일이나 대파처럼 혈당 수치가 높아지는 것입니다. 혈압이야 말로 과로와 스트레스와 직접 관련이 있다는 사실은 설명할 필요도 없습니다.

　서양의학은 간염이 바이러스에 의한 감염으로 발병한다고 주장하지만 터무니없는 이론입니다. 간염은 스트레스와 극심한 과로로 발병합니다. 이런 사실을 잘 알고 있었던 옛 사람들은 분노가 간을 상하게 한다는 정확한 임상적 사실을 노상간(怒傷肝)) 이라는 말로 표현하고 있었습니다. 따라서 고혈압, 당뇨, 간염 등의 가족력을 걱정하여 수시로 건강검진을 받게 되면 특히 과로하였거나 스트레스를 많이 받고 있은 상태에서 검사를 받게 되면 언젠가는 한 번 정상 혈당수치, 정상 혈압수치, 정상 지피티 지오티 수치를 상회한다는 검진결과가 나올 수밖에 없습니다. 더구나 서양의학은 혈당, 혈압,

지피티 지오피의 정상범위를 형편없이 좁게 그리고 낮게 설정해 놓았기 때문에 과로하지도 않았고, 큰 스트레스도 받지 않은 사람도, 지극히 건강한 사람도 정상범위를 크게 상회한다는 결과를 토대로 고혈압 환자입니다, 당뇨 환자입니다, 간염 환자입니다 라는 통보를 받게 되는 실정입니다. 환자는 유전으로 인한 가족력으로 인하여 드디어 올 병이 왔구나 라는 생각을 하면서 크게 스트레스를 받게 됩니다. 당연히 혈압과 당뇨병, 간염은 더욱 악화되어 버립니다. 또한 고혈압 약, 당뇨 약, 간염 약의 부작용으로 인하여 고혈압 당뇨병, 간염은 더욱 악화됩니다. 결론은 이렇습니다. 유전은 없다, 따라서 가족력이란 없다는 것입니다. 가족 중에 한 분이 고혈압, 당뇨, 간염 등의 병을 앓고 있거나, 또는 그 병으로 돌아가시면 나머지 식구들이 유전적으로 나도 그 병에 걸리지 않았을 까 노심초사하면서 수시로 병원에서 검사를 받으면 정상범위가 크게 좁혀져 있는 건강검진의 특성상 반드시 가족이 앓고 있는 병에 똑같이 걸렸다는 진단을 받게 된다는 것입니다. 암이란 병도 마찬가지입니다. 유전적인 요인으로 암이 발병하게 되는 것이 아니라 가족 중에 누군가 암으로 세상을 하직하면 나머지 가족들이 특별히 암에 관한 검진을 많이 받게 되는데, 자주 병원검사를 받을수록, 굶기고, 피를 뽑고, 방사선을 조사하는 건강검진의 특성상 건강검진으로 오히려 암에 걸리게 되므로 그래서 온 가족들이 암 환자가 되어버린 것을 유전 때문이라고 핑계를 대는 것입니다. 아주 미세한 암도 조기에 발견할 수 있는 서양의학적 기기가 발명되었다는 보도에 많은 사람들이 환호하고 안심하였는지도 모릅니다. 서양의학은 이런 기기를 사용하여 수시로 건강검진을 받아서 암을 일찍 발견하여 조기에 수술을 비롯한 항암요법을 받게 되면 암은 정복 가능한 병이라고 선전하고 있습니다. 그런데 이와는 반대로 사실 암의 조기진단은 백해무익한 것 이라고 주장하고 있는 전문가들도 많이 있습니다. 요즈음 병원에서 특정한 암의 0기(期) 단계라는, 진단 자체가 아무런 의미가 없는 아주 괴상한 진단을 받은 사람들이 많습니다. 0이라는 숫자는 없다, 시작도 하지 않았다는 의미를 지니고 있습니다. 당연히 암 0기라는 말은 암이 없다, 암이 시작도 하지 않았다는 것을 의미입니다. 따라서 대한민국 국민 모두가 암 0기 상태라고 말 할 수 있는 것입니다. 그런데도 불구하고 자궁암 0기라는 진단을 받고 소스라치게 놀라서 귀가하여 가족회의를 열고 한바탕 소동을 벌이다가 결국 자궁을 적출 해버리는 환자를 본 적이 있습니다. 지갑에 돈이 0이라면 돈이 하나도 없는 것이며 몸속에 암이 0이라면 암이 전혀 없다는 뜻인데도 불구하고 0기라는 진단에 안심하기는 커녕 큰 스트레스를 받고 식사를 못하고 잠을 못 이루는 사람들이 있습니다. 이렇듯 암 0기라는 말에도 즉 암이 없다는 의사의 말에도 크게 놀라서 큰 스트레스를 받아 경황없이 자궁을 적출해버리는 우매한 행동을 마다하지 않는데 만약 미세한 암이지만 당신 몸속에 있고 앞으로 좀 더 커질 수도 있다는 진단을 받게 된다면 사람들은 혼비백산하여 더욱 큰 스트레스를 받게 될 것입니다. 애당초 암은 스트레스로 발병합니다. 따라서 암이라는 진단을 받자마자 암이 초기에 급속하게 악화되는 이유는 환자가 암에 걸렸다는 사실을 알고 또 다른 더욱 큰 스트레스를 받기 때문입니다. 본인이 암에 걸렸다는 전혀 사실을 모르고 산다면 몸에 있는 어떤 크기의 암이라도 그 암이 생명에 위협이 될 정도로 커지는 데는 수십 년이 걸리므로 당연히 천수(天壽)를 누리게 될 것입니다.

암에 걸렸다고 하더라도 몰랐다면 천수를 누릴 사람의 암을 조기에 발견하여 수술을 하고 항암화학요법 방사선 요법을 받게 하여 요절시키는 서양의학적 방법은 지금 이 시간에도 수많은 억울한 죽음을 양산하고 있다고 생각합니다. 따라서 건강검진을 받지 않아서 암이 걸렸다는 사실을 모르고 사는 것이 게 장수의 지름길이라는 것을 알아야 합니다.

　자신이 잘 알고 있던 어떤 사람이 폐암에 걸린 것을 본인이 제일 먼저 알게 해 주었다고 자랑스럽게 필자에게 이야기 하는 사람을 만난 적이 있었습니다. 안색이 좋지 않고 기침을 계속하는 상대를 보고 혹시 폐암일지도 모르니 빨리 병원에 가서 검사를 받으라는 조언을 했고 예상대로 정확하게 그 사람이 폐암 진단을 받게 되었다고 자랑하고 있었습니다. 필자는 그 사람이 지금 어떤 상태인가를 물었습니다. 그런데 그 사람이 진단을 받고 치료를 시작한지 3개월 만에 돌아가셨다고 대답하였습니다. 그 사람이 폐암에 걸렸다는 사실을 몰랐다면 안색이 나쁜 채로 기침을 하면서 지금도 건강하게 살아 있었을 것입니다. 기침으로는 사람이 죽지 않습니다. 폐암으로 기침을 하는 정도라면 아주 가벼운 폐암이었을 것입니다. 그 폐암이 매우 악화되어 호흡이 곤란해져 숨을 못 쉬게 될 질 정도의 상태까지 이르러 사망하려면 적어도 십 년 이상 걸리게 됩니다. 십 년 이상 살 사람을 3개월 만에 돌아가시게 만들어 버리고 그 사람을 위해 무슨 큰일을 해준 것처럼 자랑스러워하는 이런 종류의 우스꽝스러운 사람이 안 되려면 다른 사람에게 함부로 병원에 가서 검사 받으라는 말은 절대로 해서는 안 됩니다. 건강검진은 본인이 받아서도 안 되고 또한 다른 사람에게 함부로 권하여서도 안 된다는 것을 반드시 알아야 합니다.

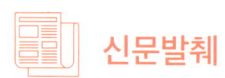 신문발췌

| 검사하다가 암 걸리겠네 신문내용 |
CT 가슴촬영 방사선량 7mSv 일 년 권고량의 7배

　국가 암 검진의 효과가 떨어진다면 대형 병원의 값비싼 검진을 받아야 할까? 전문가들은 대형병원의 검진에는 국가 암 검진보다 더 의학적인 근거가 없는 검사가 많이 포함되어 있으며, 고가의 가격은 차치하고라도 컴퓨터단층촬영사진(CT) 검사 등에서 쐬는 방사선량은 매우 높아 검사를 자주 받으면 오히려 암 발생 가능성을 높일 수 있다고 경고했다. 주 영수 한림대 의대 산업의학교실 교수는 "세계적으로 1년 동안 받는 방사선량이 1mSv(밀리시버트)를 넘지 않도록 권고하고 있는데 시티의 경우 가슴 부위를 찍으면 7mSv에 이르고, 위장 및 대장조영술도 0.6~0.7mSv나 된다"며 "의학적으로는 1만 명이 1mSv 이상의 방사선을 쐬면 1명 정도가 심각한 암에 걸리는 것으로 알려져 있다"고 말했다. 주 교수는 이어 "이런 사실들은 임상 의사들도 잘 모르는 경우가 많다"며 "단순한 건강검진 차원이라면 CT를 포함해 방사선 검사는 권고되지 않는다"고 말했다. 하지만 대학병원 등 대형 병원의 건강검진 프로그램에서는 방사선 노출이 많은 검사를 포함해 값비싸고 의학적인 근거가 없는 검사들이 여전히 많이 포함되어 있다는 지적이다. 이 정권 삼성서울병원 가정의학과 교수는 "미국 암 협회 및 우리나라 관련 학회의 검진 권고안을 토대로 2005년 서울 시내 6개 대학병원의 검진프로그램을 분석한 결과 방사선 노출이 많은 검사와 함께 값비싼 자기공명영상촬영(MRI)이나 종양표지자검사 등 불필요한 검사가 많이 포함 돼 있었다" 며 최근에는 펫-시티(PET-CT)등도 추가되는 등 고가의 검사가 더 많아졌다"고 지적했다.

김 양중 의료전문기자

PART 2

당신의 암을 스스로 낫게 하려면 어떻게 해야 하나?

1. 서양의학적 처치를 받지 말아야 합니다.
2. 격렬한 운동을 해야 합니다.
3. 자신이 지니고 있는, 어떤 질병도 스스로 낫게 할 수 있는 자연치유능력을 포함하는 원력(原力)을 향상(向上) 시켜야 합니다.
4. 지구상의 모든 생명체가 가지고 있는 원력에 대하여.
5. 어떻게 하면 암 환자의 소멸된 원력을 회복시킬 수 있을까?
6. 암 환자가 자신의 존재마저 잊게 되는 무아지경에 이르러 자신도 모르게 암을 낫게 하는 원력을 회복하고 증강시키는 방법들에 대하여.
7. 짜게 먹어야 합니다. (암은 냉증(冷症)으로 발병하는 것이 아니라 열증(熱症)으로 발생합니다.)
8. 입에서 당기는 음식을 섭취해야 합니다.
9. 운동만 한다면 음주와 흡연은 오히려 암을 예방하는 역할을 합니다.
10. 암에 걸렸다가 완전히 나은 사람을 찾아가 암을 낫게 한 그 사람의 방법을 사용하여 자신의 암을 자신이 주체가 되어 스스로 치료 하여야 합니다.
11. 오진(誤診)을 많이 하는 서양의학적 진단기기를 무조건 믿지 말아야 합니다.
12. 암 환자는 남자의 경우 성생활을 절제하여야 합니다.
13 병원에서의 잦은 채혈(採血)은 환자의 암을 더욱 악화시킬 뿐만 아니라 당연히 영양실조를 일으켜 암 환자의 생명을 단축시킵니다.

1장

서양의학적 처치를
받지 말아야 합니다.

나이가 예순이 넘은 필자의 경우 가끔 씩 편의점에서 물을 사 먹을 때마다 아직도 매우 어색함을 느낍니다. 도대체 물을 사서 먹어야 되는 세상에 살고 있다는 것이 도저히 믿어지지 않습니다. 아주 옛날에 북한에 있는 대동강의 물은 당연히 전혀 오염이 되지 않았었고 그 누구의 소유도 아니었으므로 누구나 물을 퍼서 집으로 가져가 음식을 만드는데 빨래를 하는 데 사용하였습니다. 그런데 봉이 김선달이라는 사람이 강가에 나타납니다. 그리고 물을 퍼서 가져가려는 한 사람에게 미리 돈을 주고, 물을 퍼 가져갈 때 자신에게 그 돈을 다시 돌려달라고 부탁을 합니다. 물을 퍼 나르는 다른 순진한 사람들이 그 광경을 보고 대동강 물을 퍼가려면 저 김선달이라는 사람에게 돈을 주어야 하는 구나라고 생각하게 됩니다. 나머지 사람들이 무작정 김선달에게 돈을 주고 강물을 퍼가기 시작합니다. 이 우화(寓話)를 알고 있는 독자들이 많을 것입니다. 아주 옛 날에 어처구니없게도 공짜인 대동강의 물을 사람들을 간단하게 속여 돈을 받고 팔아먹은 김선달이라는 말도 안 되는 사기를 친 희대의 사기꾼이 있었다는 이야기입니다. 그렇습니다. 옛 날에는 물은 그야말로 공짜였습니다. 요즈음도 깊은 산속의 계곡 물은 거리낌 없이 마실 수 있는 것처럼 옛날에도 동네마다 있었던 우물물, 도시 근처의 자그마한 시냇가의 물, 도시를 관통하는 강물 등이 모두 오염이 되지 않아서 지나가가 그냥 공짜로 마실 수 있었습니다. 따라서 그 옛날에 돈을 내고 물을 사먹는 다는 것은 상상도 할 수 없는 일이었습니다. 요즈음에 편의점에 가면 다양한 브랜드의 물이 플라스틱 병에 담겨져 팔리고 있습니다. 많은 사람들이 단순하게 어떤 브랜드의 물을 살 것인가 만을 잠시 생각하다가 결정을 하고 계산대로 향합니다. 세상이 심각하게 오염되어 시냇물, 강물, 우물물을 그냥 마시지 못하고 그 옛날부터 공짜인 물을 다시 환생(還生)한 봉이 김선달로부터 사서 먹어야 하는 이런 상황을 어색해하고 안타까워하는 사람들은 많지 않은 것 같습니다. 그렇습니다. 물을 사서 먹게 된 이러한 전혀 말도 안 되는 상황, 이러한 엉뚱하고 어처구니없는 상황도 많은 곳으로 번지고 또한 수 년 씩 지속이 되면 사람들은 습관처럼 지극히 정상적인 것, 너무나 당연한 것으로 받아들이게 됩니다. 얼마 전 폐암을 앓다가 병원치료 중에 돌아가신 지인의 문상(問喪)을 다녀온 적이 있었습니다. 망인의 부인은 남편이 항암치료 중에 항암제의 부작용으로 돌아가셨다는 말을 하였습니다. 남편이 갑작스럽게 피를 토하고 이내 돌아가셨는데 의사로부터 투여하고 있었던 항암제는 본래 토혈(吐血)의 부작용이 지니고 있는 약물(藥物)이라는 설명을 들었다고 합니다. 너무나도 차분하게 남편이 투여한 항암제의 부작용으로 사망하게 되었다고 설명을 하는 부인을 보면서 많은 생각을 하게 되었습니다. 사실 암을 치료하려고 병원에 가서 입원치료를 받는 중에 투여한 항암제의 부작용으로 사망하게 된 것은 대단히 어처구니없는 매우 억울하고 황당한 일입니다. 그런데 이러한 사례가 수 십 년 동안 광범위하게 수 없이 많이 일어나게 되니 먹는 물을 돈을 내고 사서 먹는 어처구니없는 일도 시간이 지나면서 매우 자연스러워진 것처럼 많은 사람들이 너무나도 당연한 일로 아무렇지도 않게 받아들이고 있는 것 같습니다. 필자와 함께 같은 동호회 회원 이었던 테니스를 무척 좋아하는 당뇨병 환자의 테니스 가방 속에는 당뇨환자가 절대 섭취하면 안 되는 당도가 매우 높은 오렌지 주스, 사탕, 초콜릿이 가득 들어있었습니다. 테니스를 하는 중에 혈당이 떨어져서 어지럽거나, 식은땀이 나거나, 미식거리거나 하는 증상이 발생하면 게임 중이라고 하더라도 중단하고 허겁지겁 가방을 뒤져서 사탕 초콜릿을 오렌지 주스와 함께 며칠을 굶은 사람처럼 순 식간에 먹어치웁니다. 혈당치가 높다고 인슐린 등을 사용하여 내려가게 하고 이어 혈당치가 너무 내려가 쓰러져 죽을 것 같으면 초콜릿 등을 다량 섭취하여 다시 혈당치를 올라가게 하고, "인슐린 맞고 초콜릿 먹고" 이런 코미디 같은 행동을 엄숙하게 수행하는 것을 보면 지식(知識)이라는 그 알량한 것이 한 편으로 얼마나 사람을 우매하게 만들 수 있나 탄식하게 됩니다. "혈당치가 높으면 인슐린으로 혈당치를 내리려고 하지 말고 그냥 테니스만 해라. 지금 테니스를 하니 혈당치가 잘 내려가는 것을 본인이 직접 경험하지 않았느냐? 만약 인슐린을 맞지 않고 테니스를 하였다면 급격하게 혈당치가 떨어져서 위험한 상태에 까지 이르게 되지는 않았을 것이고, 기운이 좀 떨어지고 허기(虛飢)가 지는 정도의 그야말로 건강한 사람에게 운동 후에 나타나는 적당한 혈당치의 상태가 되었을 것이다. 지금 혈당치를 올리는 초콜릿 등을 많이 먹어서 혈당치가 크게 올라갔을 터인데 급히 인슐린을 또 맞아야 되지 않겠나?" 사람이 한 번 혈당치라는 악령(惡靈)에 사로잡히면 서양의학이 정해 놓은 엉터리 기준에 날마다 자신의 혈당수치를 맞추기 위한 우스꽝스러운 노력으로 평생을 허비합니다. 주변의 아주 상식적인 조언도 지식에 사로 잡혀 귀를 기울이지 않습니다. 혈당수치는 식사하면 올라가고, 며칠 운동이나 육체노동을 안 하면 크게 올라가고, 임신하면 올라가고, 단 것 많이 먹으면 올라가고, 스트레스를 받으면 크게 올라갑니다. 따라서 사람의 혈당치는 상황에 따라서 수시로 이렇게 큰 폭으로 오르락내리락 하는 것이 자연스러운 것이며 지극히 정상인 데도 불구하고 서양의학은 제약회사의 로비를 받아들여 정상혈당수치의 범위를 매우 좁게 설정해놓고 그 엉터리 기준을 벗어난 수많은 지극히 건강한 사람들에게 심각한 부작용을 지니고 있는 강제로 혈당을 내리는 약을 처방하고 있습니다.

　항암화학요법, 방사선 요법 등 서양의학적 암 치료법이 수반하고 있는 치명적인 부작용은 이루 말할 수 없이 많다는 사실은 전문의들도 이미 매우 잘 알고 있습니다. 그런데 더욱 충격적인 일은 항암제가 바로 강한 발암성 물질이어서 다른 장기 등에 새로운 암을 발생시킨다는 사실입니다. 본래 앓고 있던 암이 악화되어 다른 곳으로 전이되어 새로운 암이 발생하는 것이 아니라 항암제와 방사선 요법의 부작용으로 본래 앓고 있던 암도 악화되고 또한 그 부작용으로 다른 곳에서의 새로운 암이 발생하게 된다는 것입니다. 따라서 전문가 중에는 항암제가 사실은 암을 악화시키고, 암을 일으키는 발암제(發癌劑)라고 말하면서 암 환자들에게 병원에서 여러 가지 항암치료를 받으면 더욱 일찍 사망에 이르게 된다고 주장하는 사람도 많이 있습니다. 항암제는 오심, 구토, 식욕부진, 혈액을 만드는 골수(骨髓) 기능저하, 빈혈, 혈소판 감소, 백혈구 감소, 설사, 피로, 통증, 탈모 등 이렇게 밝혀진 부작용 뿐 만 아니라 제약회사가 밝히지 않은 치명적인 또 다른 심각한 부작용도 많이 지니고 있습니다. 더욱이 항암제가 앞으로 임상에서 지속적으로 환자에게 적용되면서 새롭게 나타날 또 다른 심각한 부작용 역시 많아질 것이라 생각됩니다.

사실 항암화학요법의 부작용 중의 하나인 탈모(脫毛)를 가볍게 생각하기 쉽습니다. 여자가 출산을 하느라 피를 많이 흘리게 되면 출산 후에 머리카락이 많이 빠져버립니다. 사람의 머리카락 역시 사람의 혈액으로부터 만들어진다는 것을 쉽게 알 수 있습니다. 따라서 몸속에 피가 부족해지면 옛 사람들의 표현을 빌면 소위 피가 마르면 혈액이 머리카락을 영양하지 못 하게 되므로 탈모가 발생하게 됩니다. 따라서 항암제는 사람의 피를 말리는 부작용을 지니고 있다고 볼 수 있습니다. 그 뿐만이 아닙니다. 항암치료 부작용으로 나타나는 적혈구 감소와 백혈구 감소, 혈소판 감소의 증상들은 항암제가 암 환자의 몸속에 남아있는 얼마 안 되는 혈액마저 손상시켜 혈액이 혈액으로서의 수행하여야 할 생리적인 역할을 전혀 할 수 없게 만든다는 증거입니다. 어떤 이유로 사람 몸속에 혈액이 부족해졌지만 남아 있는 혈액의 구성 성분인 백혈구, 적혈구 혈소판 등이 정상적인 수치를 유지하는 상태라면 그 혈액은 혈액으로서의 생리적인 역할을 어느 정도 수행할 수 있습니다. 그렇지만 혈액의 구성 성분인 백혈구, 적혈구, 혈소판 등이 크게 부족하여진 혈액은 몸속에 아무리 충만하게 존재한다고 하여도 전혀 생리적인 역할을 하지 못합니다. 따라서 그야말로 그러한 혈액은 몸속에 많이 있어도 혈액이 몸속에 전혀 없는 상태와 다를 바가 전혀 없습니다. 더구나 항암제는 적혈구를 만드는 골수세포를 파괴하여 골수 기능을 크게 저해하므로 항암치료 중인 환자의 혈액은 절대로 혈액으로서의 생리적인 기능을 정상적으로 수행할 수 있는 상태로 회복될 수 없습니다. 병원에서 일차(一次) 항암치료를 받고 구토, 설사, 탈모, 체중감소 등 위에 열거한 여러 가지 부작용으로 죽을 고생을 하다가 이차(二次) 항암치료를 시작하기 전 까지 항암치료를 잠시 중단하면 당연히 대부분 식사도 잘하게 되고, 설사도 멎고, 체중도 증가하고, 빠졌던 머리카락도 다시 나고, 안색도 좋아지게 되는데 이런 좋은 증상들은 골수의 기능이 회복되어 몸속에 혈액이 충만해지기 시작하였다는, 또한 감소되었던 적혈구, 백혈구, 혈소판 등도 증가하여 드디어 혈액이 혈액으로서의 생리적인 역할을 할 수 있는 정상적인 상태로 회복되었다는 결정적인 증거입니다. 항암치료를 잠시 중단하여 사람이 위와 같이 모든 증상들이 정상으로 회복되어 건강해지고, 살만 하게 되면 다시 병원에 데리고 가서 항암치료를 받게 해서 사람을 반 쯤 죽여 놓고, 다시 데리고 나와 다음 항암치료를 기다리는 이런 우매한 선택을 전혀 의아해 하지 않고 엄숙하게 반복하는 행동은 매우 슬픈 희극이 아닐 수 없습니다. 인슐린 맞고 초콜릿 먹는 당뇨환자가 연출하는 코미디와는 비교할 수 없는 안타까운 희극입니다. 항암치료 중에 발생하는 출혈이나 발열 등의 심각한 항암제의 부작용으로 환자가 사망에 이르기도 하지만 사실 수차례 진행되는 항암치료 중에 부작용으로 환자가 음식을 섭취하지 못하면서 설사 까지 하면 음식으로부터 만들어지는 혈액이 몸속에 크게 부족하여지고 설상가상으로 항암제가 골수와 혈액을 손상시키므로 환자는 급격하게 영양실조 상태에 빠져서 죽음에 이르기도 하는 것입니다. 환자가 음식섭취를 못 하게 되면 여러 가지 영양 수액제제를 몸속에 주입하고 다시 항암치료로 환자를 영양실조 상태로 빠뜨리는 우스꽝스러운 치료법의 결과는 너무나도 뻔한 것입니다. 방사선 요법 역시 항암화학요법 못지 않게 심각한 부작용을 초래합니다. 서양의학은 대체로 방사선이 조사되는 부위에 따라서 각각 별개의 부작용이 발생한다고 주장하고 있습니다. 그러나 혈액이 인체를 꾸준히 순환하는 가운데 방사선을 조사 하므로 신체의 어느 특정한 암이 발생한 부위에만 한정하여 방사선을 조사하였다고 하더라도 사실 사람의 혈액전체에 방사선을 조사한 결과가 초래됩니다. 당연히 항암화학요법의 부작용이 혈액에 치명적인 영향을 끼치는 것처럼 방사선도 적혈구, 혈소판, 백혈구를 파괴하므로 결국 혈액을 크게 손상시켜 혈액이 혈액으로서의 생리적인 역할을 하지 못하게 만들어 환자를 죽음에 이르게 할 수도 있습니다.

병원에서 암 치료를 받다가 돌아가신 사람들의 부모나 남편 부인 등 여러 명의 보호자들이 텔레비전에 나와 망인(亡人)을 회상하면서 방송 사회자와 인터뷰를 하는 프로그램을 본 적이 있습니다.

모든 출연자들이 이구동성으로 병원에서 권하는 방사선요법, 항암화학요법 등의 부작용으로 환자가 먹고 싶은 것 못 먹고, 가고 싶은 곳 가보지 못하고, 만나고 싶은 사람 만나지도 못하고, 하고 싶은 것 하지 못하고, 돈은 돈대로 쓰고 고생만 극심하게 하다가 결국 암이 전이되고 더욱 악화되어 허망하게 세상을 뜰 줄 미리 알았다면 절대로 병원치료를 안 받게 하였을 것이라는 말을 하고 있었습니다. 몇 몇 출연자는 병원에서의 항암치료를 스스로 거부하고 밖에 나가 여행을 하면서 그야 말로 먹고 싶은 것 먹고, 가고 싶은 곳 다니면서 여생을 살고 싶다는 환자의 하소연을 무시하고 강력하게 우겨서 병원치료를 받게 한 자신의 행동이 너무 후회스럽다는 말도 하고 있었습니다. 암이 더욱 악화되어 세상을 뜨게 되는 대부분의 암 환자들이 선택한 환자가 돌아가셔야 치료가 드디어 끝나는 서양의학적 처치를 무조건 따르는 것은 신중하게 다시 한 번 생각해 볼 일입니다.

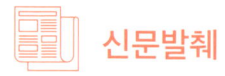 **신문발췌**

항암제 죽음 재촉만, 듣는 암 10% 뿐,
그나마 수술 뒤 불필요,
일본 전문의 부작용 책 펴내 파문일어,

  항암제의 부작용에 대해 암 환자가 스스로 자위책을 강구하도록 촉구하는 충격적 내용의 책이 일본에서 최근 출판돼 반향을 일으키고 있다. 게이오대 의학부 방사선과 강사로 암 전문의인 곤도 마코토(46)가 쓴 "항암제의 부작용을 알 수 있는 책"은 산세이도 출판사에서 펴낸 지 2주일 만에 8만 부가 팔렸다. 그의 책은 특히 먹는 항암제가 암의 90%에는 전혀 효능이 없으며 많은 암 환자가 항암제의 부작용으로 죽어가고 있다는 실태를 일반인에게 폭로했다는 점에서 파문을 일으키고 있다. 중략, 항암제는 극히 일부의 암을 빼고는 사람 몸 까지 파괴하기 때문에 본전을 찾기 어렵다는 것이 그의 지론이다. 또한 항암제의 부작용 증상과 말기 암 증상이 아주 비슷하기 때문에 병세가 나빠지면 약을 더 투여하는 악

순환이 계속된다고 한다. 그는 항암제의 부작용을 무릅쓰고 계속 사용하는 데는 의사의 책임이 크다고 비판했다. 의사 자신이 항암제에 대해 공부를 하지 않는데다 먹는 항암제의 경우 약 값 중 병원으로 돌아가는 차액이 많기 때문에 의사의 안정적 수입원이 되고 있다는 것이다. 환자가 숨졌을 때 이런저런 얘기를 가족한테서 듣지 않으려고 효능이 없는 줄 알면서도 투여하는 경우도 있다고 한다. 후략

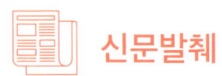 **신문발췌**

**폐암치료 신약 이레사 부작용,
일본 넉 달 새 81명 숨져,**

식약청 국내 450명 시험투약

　일본 후생 노동성은 7월부터 판매된 폐암 신약 이레사를 복용한 사람 가운데 예기치 않은 부작용으로 4개월 반 동안 81명이 숨졌다고 4일 발표했다. 5일 마이니치 신문 보도에 따르면 임상실험 등을 통해 이미 알려진 폐 장애 등 부작용으로 숨진 사람까지 포함하면 사망자는 291명에 이른다. 후생노동성 측은 말기 암 환자가 주로 사용하고 있어 사망자가 그렇게 많다고 볼 수는 없다면서 이 달 중 전문가의 의견을 수렴해 필요하다면 조치를 내리겠다고 밝혔다. 이 치료제는 세계에서 처음 일본이 신약으로 인정한 것으로 일본에서 현재까지 1만 7000여명이 이용한 것으로 추정되고 있다. 후략

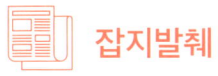 잡지발췌

독 살(毒殺)

최근 의학저널 랜싯(종양학)에 게재된 퍼블릭 헬쓰 잉글랜드(PHE)와 UK 암 연구팀의 조사에 따르면 영국 전역에 걸쳐 폐암환자의 8.4 퍼센트와 유방암 환자의 2.4 퍼센트가 화학항암제 처치를 받은 지 한 달 이내에 사망한 것으로 나타났다. 일부 양방병원들의 경우 사망률이 훨씬 높았는데 밀튼 케인즈의 경우 화학항암제 처치를 받은 폐암 환자의 사망률이 50.9 펴센트에 달했다. 또 랭커셔 부속대학병원의 경우 치유보다는 통증 완화를 위해 화학 항암제 처치를 받은 폐암환자의 30 일내 사망률이 28퍼센트에 달했다. 케임브리지 대학병원의 경우 역시 고통 완화를 목적으로 화학항암제 처치를 받은 유방암 환자의 20퍼센트가 화학항암제 투여로 사망했다. 이 번 조사는 2014년 화학항암제 처치를 받은 2만 3천 명의 유방암 환자와 약 1만 명의 비(非)초기 남성 폐암환자를 대상으로 실시됐다. 이들 가운데 1천383명이 화학

항암제를 투여 받고 30일 이내에 사망했다.

　화학항암제의 발단은 2차 세계대전 직후로 전쟁 중에 무차별적으로 살포했던 독가스가 세포를 죽인다는 사실이 알려지면서 부터다. 서구의 제약회사는 암세포를 죽이면 된다는 발상으로 독가스를 사용할 수 있으리라고 생각했다. 게다가 창고에 가득 쌓인 독가스의 원료들은 저렴했다. 반면 이것을 항암제로 둔갑시키면 환자들에게 고가로 팔 수 있는 기회였다. 마침내 미국의 화학전쟁 부책임자였던 코넬리우스 D 로즈의 지원을 받은 예일 대학의 앨프레드 길먼과 루이스 굿맨이 국가기밀인 질소머스터드와 나이트로젠, 치클론 B 라는 독가스를 이용해 처음으로 암치료를 시작했다. 화학항암제로 가장 많이 처방되는 싸이클로 포스마이드는 독가스를 액체로 개발한 것으로 위장, 심장, 폐, 혈액을 손상시킨다. 또 다음으로 많이 처방되는 시스플라틴은 중금속인 플라티늄에서 추출한 것으로 신경, 콩팥, 골수를 손상시키고 전신을 마비시키기도 한다. 호지킨 병을 치료하는 메클로레타민 역시 강 독성 독가스로 환자에게 주입할 때 양의사나 간호사가 조금이라도 자신의 피부에 닿지 않도록 하기 위해 특수 고무장갑을 착용하는 등 철저히 조심하는 화학물질이다. 이것이 살에 닿으면 서서히 살이 썩어 들어가기 때문이다. 이렇듯 화학항암제는 강력한 독성물질로 건장한 사람도 투여 받으면 몰골이 초췌해지고 수개월 내에 사망에 이르게 할 위험이 크다. 그럼에도 다국적 제약회사와 양의사들은 암을 치료하는 약물로 둔갑시켜 암 환자에게 고가의 돈을 받아가며 투여하고 있다. 대신 암 환자들에게 사형선고를 내림으로써 암 자체를 죽음의 병으로 인식시키고 있다. 이렇게 인식시켜 놓으면 암 환자는 암 때문에 죽은 것이 되기 때문이다. 이런 교활한 짓으로 암 환자가 화학항암제에 의해 독살 당하고 있는 것을 은폐하고 있다.

2장

격렬한 운동을
해야 합니다.

앞에서 설명 한 것처럼 사람이 어떤 운동을 하든지 사람의 혈액은 그 운동에 필요한 근육을 즉시 만들어내며 혈액은 또한 그 운동을 감내할 수 있도록 뼈와 관절을 튼튼하게 만들어줍니다. 따라서 사람이 운동을 하면 혈액이 우선적으로 뼈와 근육들 만드느라 모두 사용되어서 정상조직 보다 많은 량의 혈액공급이 필요한 그래서 증식속도가 매우 빠른 종양세포를 전혀 영양하지 못 하게 되므로 종양의 증식이 정지되거나 소멸하게 됩니다. 따라서 운동은 암을 예방하기도 하고 치료하기도 하는 역할을 합니다. 그런데 암에 걸릴 정도의 굉장한 스트레스를 받고 있는 사람이 운동을 한다면 그 강도(强度)가 매우 높아야 합니다. 암에 걸릴 정도의 큰 스트레스를 받고 있는 사람의 심장박동 수는 애당초 매우 빠르기 때문에 가볍게 걷는 운동은 그 심장박동수와 박자가 맞지 않습니다. 마치 자동차의 기어를 일단(一段)에 위치시키고 액셀레이터를 끝까지 밟아서 엔진의 회전수를 크게 높이고 있는 상태와 비슷하다고 볼 수 있습니다. 일단(一段)기어를 넣고 액셀을 끝까지 밟으면 차량과 엔진에 무리가 초래되는 것처럼 스트레스로 심장의 박동 수가 일분(一分)에 100회를 넘어가는 데 걷기만 하면 전혀 운동을 하지 않는 상황과는 비교가 될 수 없지만 사람의 심장과 몸에 긍정적인 영향을 주지는 못 합니다. 큰 스트레스를 받고 있을 때의 심장박동 수는 마땅히 사람이 달리기를 할 때의 심장박동 수와 일치하므로 사람이 큰 스트레스를 받을수록 뛰는 운동을 하여야 합니다.

 사람이 뛰는 운동을 할 때에는 걷는 운동만 할 때보다 대체로 혈액이 더욱 많은 량의 근육을 만들어야 하고 뼈 역시 더욱 튼튼하게 만들어야 하므로 걷기 운동을 할 때 보다 많은 량의 혈액이 사용될 것입니다. 암 환자는 큰 스트레스를 받고 있는 사람입니다. 사람이 큰 스트레스를 받을수록 종양(腫瘍)의 증식 역시 급속하게 진행되므로 달리기처럼 강도가 높은 운동을 해야 혈액이 근골(筋骨)을 튼튼하게 하느라 걷기 운동을 할 때보다 더욱 많이 사용되어 암의 과도한 증식 또한 막을 수 있습니다. 가끔 씩 달리기 등 격렬한 운동에 대하여 지나친 걱정을 하는 사람들을 볼 수 있습니다. 일흔이 넘은 나이에도 철인 삼종 경기를 완주한 사람들, 일흔이 넘은 나이에도 마라톤 풀코스를 완주한 사람들 등 나이가 많은 데도 불구하고 젊은 사람들에게도 버거운 운동을 거뜬하게 해낸 적지 않은 사례들을 다양한 매체를 통하여 만날 수 있습니다. 사람이 평생 걷기만 하면 뛰는 운동은 절대 할 수 없습니다. 그러나 사람이 평생 뛰는 운동을 해왔다면 걷는 운동은 그 사람에게 운동도 아닌 것 이어서 아주 손쉽게 할 수 있는 것입니다. 만약 당신이 암 환자라면 매우 격렬한 운동을 선택하여 꾸준히 하여야 합니다. 운동을 하지 않던 사람은 천천히 운동의 강도를 높여야 합니다.

격렬한 운동은 애당초 암을 일으킬 정도의 큰 스트레스도, 암에 걸렸다는 것을 알고 받게 된 큰 스트레스도 해소시키는 훌륭한 역할은 합니다. 같은 직장에 아주 잠시라도 마주치기 싫은 자신을 괴롭히는 동료가 있는 데 매일 출근하여 근무시간 내내 그 동료와 함께 일을 할 수 밖에 없는 끔찍한 상황은 큰 스트레스가 아닐 수 없습니다. 그런데 평소처럼 그 동료에 대한 증오심을 품은채로 만약 등산을 나섰다면 여전히 출발지점인 산 아래에서는 회사에 나가서 녀석을 몇 대 때려주고 사표를 내야겠다는 생각이 뇌리를 떠나지 않습니다. 산

중턱에 이르러 숨도 턱 까지 차오르고 다리도 점점 무거워지면서 녀석에 대한 마음이 스스로 도저히 인정할 수 없는 방향으로 점점 바뀌는 것을 느낍니다. 녀석도 나와 똑같은 적은 월급으로 살아가는 평범한 서민이라는 동정심이 생기면서 언제 단 둘이 만나 술 한 잔을 하면서 그 동안의 서운했던 마음을 풀어보는 것도 좋겠다는 생각이 듭니다. 이윽고 힘들게 산 정상에 오르면 평소에 녀석이 나를 괴롭힐 만한 행동을 내가 한 적은 없는지, 내가 직장생활을 하면서 고쳐야 할 점은 없었는지 등 스스로 반성하는 마음으로 변하게 되는 것을 느끼게 됩니다. 여러 가지 운동 중에 오직 등산이라는 운동만이 이렇게 사람의 마음을 순화시켜 "내 탓이오"라고 스스로 인정하는 마음이 들게 하는 것은 아니라는 것을 독자들을 잘 알고 있을 것입니다. 단지 등산과 직장에서의 인간관계로 발생한 스트레스를 연결시켜 하나의 예로 들어 설명한 것에 불과한 것입니다. 만약 음주운전 차량에 사랑하는 자녀를 잃은 안타까운 일을 겪은 부모들의 억울함과 분노는 어떤 운동을 아무리 격렬하게 한다고 하더라도 쉽게 내려놓지 못 할 것이라고 감히 상상해 봅니다. 다만 격렬한 운동을 하면 내 돈을 꾸어가서 갚지 않는 사람에 대한, 바람을 피운 남편에 대한 원망의 마음은 점점 작아지면서 복수의 칼날을 더욱 예리하게 가는 일들은 발생하지 않는다고 생각됩니다. 만약 너무나도 억울한 일을 당한 사람이 마라톤 풀코스를 완주하고 결승선에서 지쳐 나동그라졌다면 그 상태에서는 적어도 피해를 준 상대를 용서하는 마음이 조금은 깃 들것 같습니다. 만약 용서하는 마음이 들지 않는다면 적어도 자신이 처한 억울한 상황은 피할 수 없는 운명이니 받아들여야 한다는 생각이 들것 같습니다. 실연(失戀)을 당한 젊은이는 상대적으로 군사훈련이 매우 힘든 해병대 등을 지원해야 합니다. 훈련으로 격렬한 운동을 한 것만큼 몸이 괴로워지면 떠난 여인을 용서할 수 있는 마음도 생기며 일단 훈련으로 힘들어진, 괴로워진 육체에 먼저 온 신경이, 온 마음이 집중되어 온통 마음속을 채우고 있던 떠난 여인을 마음에서 쉽게 내보낼 수 있는 것입니다. 고된 훈련이 끝나고 다소 몸이 편안한 자대(自隊) 생활이 시작되면 다시 떠난 여인이 생각이 나겠지만 말입니다. 필자는 평소 이혼하려는 사람은 이혼서류를 지참하여 가정법원에 본인이 직접 접수하도록 법으로 강제하여야 하고 또한 서류의 접수처는 가정법원의 맨 꼭대기 층에 위치시켜 엘리베이터 없이 천개의 계단을 올라야 접수시킬 수 있도록 만들면 우리나라의 이혼율이 현저하게 줄어들게 될 것이라고 주장하고 있었습니다. 천 개의 계단을 오르기 시작하면서 몸이 괴로워지면 자연스럽게 자신도 모르는 사이에 마음이 바뀌게 될 것입니다. 이백 개쯤의 계단을 통과했을 때에는 적어도 상대방을 용서하지는 못하여도 몇 달만이라도 살면서 기회를 다시 주어 볼까라는 마음이 들 수도 있을 것입니다. 오백 개의 계단을 통과할 때쯤이면 이혼에 이르게 된 과정 중에 사실 내 잘못은 하나도 없다고 단정할 수는 없겠지 라는 생각이 들지도 모릅니다. 층계를 더 오를수록 마음은 점점 더 힘들어지는 몸에만 온통 집중하게 됩니다. 그 동안 마음에 품었던 상대에 대한 분노의 감정 서운한 감정은 더 이상 마음속에 자리를 잡을 곳이 없어 자연스럽게 사라질 수도 있을 것 같습니다. 몸이 괴로우니 자식들이 있다면 아이들도 더욱 눈에 어른거릴 것입니다. 드디어 이혼 서류의 접수를 포기하고 층계를 내려갈 확률이 점점 높아질 것 같습니다. 만약 천 개의 계단을 단숨에 올라 이혼 서류를 접수시키는 사람이 있다면 숙려기간 없이 이혼을 허가해주어야 합니다. 그 사람의 이혼 사유는 보통 사람이 상상할 수 도 없는 어떤 대단한 사연, 이혼을 안 하면 암에 걸리게 될 정도의 큰 스트레스를 주는 사연을 지니고 있을 것 같습니다.

아무튼 격렬한 운동은 몸을 힘들게 만들고 온 마음이 우선 그 지친 몸을 향하여 집중하게 되므로 큰 스트레스를 받게 한 근원적인 어떤 일을 잊게 만들며, 또한 격렬하게 운동을 하여 육체가 힘들어지면 반대로 고요한 마음이 생기면서 암에 걸렸다는 스트레스도 잘 해소할 수 있게 됩니다. 사람은 몸이 편할수록 자그마한 일에도 큰 스트레스를 받게 되며 운동이나 노동으로 몸이 괴로울수록 다소 크나큰 일에도 스트레스를 덜 받게 됩니다. 격렬한 운동과 노동은 교회나 절에 가지 않더라도 자신을 뒤돌아보게 하고 회개하게 하고 반성하게 하는 역할을 합니다. 평생 다소 격렬한 운동으로 또는 힘든 노동으로 몸을, 육체를 괴롭히는 것이야 말로 암을 포함한 모든 질병을 예방하고 스스로 치료하여 결국 장수(長壽)할 수 있도록 해주는 최선의 방법입니다.

3장

**자신이 지니고 있는,
어떤 질병도 스스로 낫게 할
수 있는 자연치유능력을 포함
하는 원력(原力)을 향상(向上)
시켜야 합니다.**

아프리카 큰 평원에 무리를 이루어 사는 수 많은 물소 떼가 고작 사자 몇 마리에게 쫓기는 장면을 텔레비전 화면을 통하여 본 독자들이 많을 것입니다. 덩치도 사자보다 훨씬 크고 또한 수 적으로도 압도적으로 많은 데 뒤로 돌아 사자와 맞서지 않고 무작정 도망가기만 하는 물소 떼의 행동이 도저히 이해가 되지 않습니다. 만약 뒤 돌아서서 전체 물소 떼가 사자와 대적하면 몇 마리 되지 않는 사자는 순식간에 모두 뿔에 찔려 죽거나 밟혀 죽을 것입니다. 물소를 쫓던 사자가 결국 사냥에 성공하여 잡은 물소를 사자 떼가 모두 모여 같이 먹고 있는 모습을 그제 서야 달리기를 멈춘 물소 들이 안심(安心)하며 무심(無心)하게 바라보는 한심한 장면은 더더욱 이해가 되지 않았습니다. 그런데 사자가 물소의 새끼를 잡아 먹으려 뒤를 쫓는 경우가 있습니다. 바로 이때 새끼의 어미 물소는 서슴없이 뒤돌아서서 사자에게 돌진합니다. 그리하여 사자가 오히려 어미 물소의 뿔에 받혀서 죽거나 크게 상해를 입게 되는 장면이 유튜브 등을 통하여 소개되곤 합니다. 지구상의 사람을 포함한 모든 생명체는 어떤 질병이든지 스스로 낫게 할 수 있고 어떤 외부적인 악조건에서도 자신의 생명을 지켜낼 수 있는 자신도 모르는 놀라운 자기치유 능력과 적응력을 지니고 있습니다. 그런 힘을 원력(原力)이라고 부릅니다. 물소들은 사자가 쫓아오자 경황이 없고 넋이 나가는 바람에 잠시 자신의 원력이 작동하지 않게 되었고 때문에 무조건 도망가다가 잡혀 먹히는 것입니다. 자신의 새끼가 잡아먹히려 하자 뒤돌아 사자와 대적하여 달려들었던 어미 물소는 물소가 애당초 가지고 있었던 자신은 몰랐던 원력(原力)을 발휘하여 사자를 물리칠 수 있었던 것입니다. 만물의 영장인 사람은 다른 생명체와는 비교할 수 없는 대단한 원력을 지니고 있습니다. 수컷 물소에 비하여 덩치도 작은 암컷 물소가 사자를 물리칠 수 있는 원력을 이미 지니고 있었던 것처럼 사람도 암을 포함한 수많은 질병을 스스로 물리칠 수 있는 원력을 당연히 지니고 있습니다. 그런데 사람은 암에 걸렸다는 사실을 알게 되면 대부분 크게 당황하고 넋이 나가버려 암도 이겨낼 수 있는 자신도 모르게 자신이 가지고 있는 무한한 원력이 그 힘을 잃어 작동하지 않게 됩니다. 고작 몇 마리의 사자에게 경황없이 아무 생각 없이 쫓기다가 잡아먹히는 물소 떼처럼 원력을 상실한 채로 암과 맞서지 않고 무작정 암이라는 병에게 쫓겨 달아나가다 세상을 등지게 됩니다. 아프리카에는 땅에 있는 뱀이나 설치류(齧齒類)를 잡아먹고 사는 뱀 잡이 수리라는 독수리가 산다고 합니다. 당연히 높은 곳을 날아다니다가 먹잇감을 발견하면 땅위에 내려와서 잡아먹는다고 합니다. 그런데 이 독수리가 땅위에서 먹잇감을 잡아먹고 있을 때 맹수가 그 독수리를 잡아먹으려고 달려드는 경우가 간혹 있다고 합니다. 이 때 독수리는 날지 않고 뛰어서 달아난다고 합니다. 날 짐승이 뛰어봤자 맹수보다 당연히 느리니 맹수에게 곧 잡아먹히고 만다고 합니다. 맹수가 달려들으니 당황하여 넋이 나가버려서 자신이 날짐승이어서 당연히 날수 있다는 사실을 순간적으로 잊어버린 결과입니다. 마찬가지로 많은 암 환자들은 암이라고 진단을 받기만 하면 당연히 날아서 도망칠 수 있는데도 뛰어가다가 잡아먹히는 독수리처럼, 스스로 암이라는 질병을 이겨 낼 수 있는 원력을 지니고 있는데도 불구하고 혼비백산하여 원력을 잃고 자신도 모르게 점점 삶을 스스로 포기하여 스스로 죽음에 이르는 사람들이 많습니다. 사람들이 병원에서의 검진 결과 암이라는 진단을 받게 된 것은 말 그대로 암 진단을 받았다라고 말해야 합니다. 그러나 사람들은 암 선고(宣告)를 받았다고 말합니다. 두 말할 필요도 없이 진단은 병원에서 하는 행위이며 선고는 법원에서 하는 행위입니다. 암 선고를 받았다는 말 속에는 암에 걸려서 반드시 곧 죽을 것이니 법원에서 사형선고를 받은 것과 마찬가지라는 의미가 포함되어 있습니다. 사람이 먹을 음식이 언제나 가까이에 준비되어 있는 상황에서는 무려 백(百) 일 동안을 굶어도 죽지 않는다고 합니다. 식량이 있으니 언제든지 마음만 먹으면 즉시 음식을 만들어 식사를 할 수 있다는 편안한 마음상태에서 굶기 때문입니다. 이런 상황에서는 오랫동안 굶어도 굶어서 죽을 수가 있겠구나 하는 불안한 생각이 전혀 들지 않습니다. 그러나 정말로 식량이 없어서 굶을 수밖에 없는 상황에 처한 사람들은 대체로 한 달을 넘기지 못하고 대부분 죽게 된다고 합니다. 따라서 식량이 없어서 굶게 된 사람은 그야말로 못 먹어서 죽는 것이 아니라 식량이 없어서 못 먹는 그 자체로 인한 스트레스와 이러다가 곧 굶어 죽을 수도 있겠구나 라는 생각 때문에 한 달을 넘기지 못하고 사망하게 되는 것입니다. 사실 암 환자도 마찬가지입니다. 암이라는 질병 때문에 죽음을 맞이하게 되는 것이 아닙니다. 암에 걸렸다는 큰 스트레스 때문에, 암에 걸렸으니 곧 죽을 수도 있겠구나 라는 자포자기의 생각 때문에, 몇 개월 밖에 못 살 것이라는 의사의 말 때문에, 그저 암이 말기(末期)라는 의사의 말 때문에, 암은 아직도 서양의학이 낫게 하지 못하고 있는 불치의 병이라는 지식을 믿고 있기 때문에, 같은 암을 앓고 있던 환자가 하나 둘 씩 죽어나가는 것을 병실에서 직접 보기 때문에, 이러한 여러 가지 이유로 원력은 크게 훼손되어 작동하지 못하고 스스로 자신도 모르게 자신의 몸이 죽음을 선택하게 되는 것입니다. 더욱이 거기에다가 부작용이 심각한 서양의학적 암 치료를 받으니 더욱 빨리 죽음에 이르게 됩니다. 원력은 그야말로 무의식 상태에서 발휘되며 사람이 살면서 습득한 많은 지식들은 오히려 원력을 발휘하지 못 하게 하는 가장 큰 요인입니다.

너무 불행한 사건이었습니다만 삼풍백화점이 무너졌을 때 건물 잔해에 깔렸다가 19일이 지나 건강하게 구조된 젊은 여성이 있었습니다. 이 여성이 구조되어 살아나올 수 있었던 가장 큰 이유는 바로 시계와 달력을 지니고 있지 않았었고 지하에 매몰되어 있었으니 해가 비치지 않아 시간이 지나고 날이 바뀌는 것을 전혀 인지하지 못하였기 때문입니다. 실제로 구조된 이 여성은 자신이 매몰된 지 벌써 20 일이나 되었다는 사실에 매우 놀라면서 본인은 매몰된 지 겨우 며칠 밖에 지나지 않은 것으로 알고 있었다고 말하였습니다. 만약 시계나 달력을 지니고 있었다면, 그리고 해가 뜨고 지는 것을 알 수 있었던 장소에 매몰되어 있었다면 그래서 정확하게 몇 시간이 지나고 며칠이 지나가고 있다는 것을 알았다면 하루하루 구조를 기다리며 매우 당황해하고 초조해 하면서 큰 스트레스를 받았을 것입니다. 열흘이 지나고 보름이 지난 것을 정확하게 알게 되면 이대로 죽게 되는구나 하는 생각이 떠오르게 되고 그 생각대로 몸이 정확하게 반응하여 죽음에 이르게 될 수도 있었을 것입니다. 만약 그 여성이 "사람은 물을 먹지 않은 상태에서 대체로 며칠을 버틸 수 있나, 사람이 음식을 전혀 못 먹는 상태에서는 대략 며칠을 버틸 수 있나" 이러한 물음에 관한 서양의학적 연구 결과를 잘 알고 있었다면 물 못 먹은 지 며칠이 되었나, 음식을 못 먹은 지 며칠이 되었나를 꼼꼼하게 계산을 하고 있었을 것입니다. 물을 못 먹은 지 며칠이 되었는지, 음식을 못 먹은 지 며칠이 되었는지를 정확하게 알게 된 바로 그 순간부터 사람은 더욱 허기가 지고 더욱 갈증이 나게 됩니다. 이런 허기와 갈증은 몸이 물과 음식을 정말로 필요로 하기 때문에 발생한 것이 아닙니다. 사람이 물과 음식을 먹지 않고 견딜 수 있는 마지막 날이 점점 다가오기 때문에, 드리어 최종적으로 그 임계(臨界) 날짜가 지나버렸기 때문에 초래된 허기와 갈증은 허구(虛構)의 증상입니다. 배낭에 물을 챙겨서 그리 높지 않은 산을 오르는 경우에는 중간에 갈증이 나도 등산을 멈추고 배낭에서 물을 꺼내기 귀찮으니 산 정상에 올라가서 물을 마셔야겠다고 다짐하면서 물을 마시지 않고 큰 갈증 없이 정상에 오를 수 있습니다. 그러나 물을 배낭 속에 챙겨 넣는 것을 깜박 잊어서 물이 없다는 것을 알고 산을 오르게 되었을 때 등산 중에 발생하는 갈증은 도저히 참을 수가 없습니다. 중간에 다른 등산객이 물을 마시는 광경을 보기라도 하면 갈증은 더욱 심하여져 절대로 정상에 이르기 까지 갈증을 참을 수가 없습니다. 이렇듯 마실 물이 없다는 생각 때문에 초래되는 갈증은 정말로 인체가 물을 필요로 하기 때문에 발생하는 갈증 보다 훨씬 강력하여 이 때 물을 마시지 못하게 될 경우 더욱 스트레스를 받게 되므로 갈증은 더욱 심각하여지는 것입니다. 이렇듯 삼풍백화점 붕괴사고 때 매몰되었던 여성이 시간과 날자가 지나는 것을 전혀 몰랐었기 때문에 여성이 별탈 없이 건강하게 살아서 나올 수 있었던 것처럼 자신이 암에 걸렸지만 암이 도대체 무슨 병인지도 잘 모르고, 암에 걸려서 살아난 사람이 드물다는 사실도 모르고, 자신의 암이 지금 몇 기(期) 인지 도 모르고, 애당초 암에 관한 서양의학적 지식에 관하여 전혀 모른다면 암 환자도 삼풍백화점의 그 여성처럼 건강하게 살아 장수할 수 있을 것입니다. "이 녀석 좀 보세요, 제 친구, 이 웃기는 한심한 놈, 죽으려고 환장한 놈이 보내온 사진 좀 보세요." 평소 절친한 친구가 스마트 폰의 사진을 보여주면서 필자에게 한 말입니다. 사진 속에는 병원에 입원해서 환자복을 입은 채로 병원 외부에 설치된 의자에 앉아 느긋하게 담배를 피우고 있는 모습의 남자가 있었습니다. "아니 암 수술한 놈이 참, 담배 피우고 있는 것 좀 보세요, 그것도 병원에서, 아주 살기를 포기한 놈 아니겠어요?" 필자의 생각은 전혀 달랐습니다. 사진 속의 환자는 병원치료만 받지 않는다면 암을 거뜬하게 이겨낼 수 있는 사람일 수도 있습니다. 적어도 암이라는 진단을 받자마자 그 좋아하던 술과 담배를 순 식간에 끊는 사람은 죽을병에 걸렸다는 것을 스스로 인정하고 있는, 이미 원력을 잃어버린 사람일 수도 있다는 것입니다. 쉽게 잠이 못 들거나 뜬 눈으로 밤을 지새우는 소위 불면 환자들이 더욱 불면에 빠지게 되는 이유는 잠을 이루려는 인위적(人爲的)인 노력을 기울이기 때문입니다. 잠이 온다고 하는 것은 그야말로 잠이 나에게 찾아온다는 뜻입니다. 잠이 든다는 말 역시 잠이 내 몸에 들어온다는 뜻입니다. 따라서 잠이 나에게 찾아오지 않아서 잠을 못 이루는데 억지로 잠을 찾으러 가는, 잠을 자려하는 어떠한 노력도 성공할 수 없을 뿐만 아니라 더욱 불면을 악화시킵니다. 마찬가지로 암을 낫게 하려는 어떠한 인위적인 노력도 암을 낫게 할 수 없습니다. 잠이 오게 하는 것도 원력이 하는 일이고 암을 낫게 하는 것도 원력이 하는 일이기 때문입니다. 식사를 하고 식사를 하였다는 사실을 잊은 사람만이 소화를 잘 시킬 수 있습니다. 아침을 먹고 빨리 아침에 먹은 음식이 소화가 되어야 점심을 먹을 텐데 라는 생각을 하는 사람은 오히려 체하게 됩니다. 임신을 하려는 의도를 가지고 성관계를 하면 오히려 임신을 하게 할 수 없습니다. 소화도 임신도 원력의 작용으로 이루어지기 때문입니다. 오장육부는 자신의 명령을 듣지 않습니다. 오직 원력의 명령만 듣습니다.

4장

지구상의
모든 생명체가 가지고 있는
원력에 대하여

사실 원력이라는 것은 독자들도 이미 매우 잘 알고 있습니다. 독자들이 알고 있는 많은 생명체가 지니고 있는 다양한 초능력 역시 원력의 일부분이기 때문입니다. 필자가 알고 있는 지구상의 많은 생명체가 가지고 있는 원력은 극히 일부분뿐 이라고 생각됩니다. 더욱이 지면(紙面) 관계상 필자가 파악하고 있는 모든 원력에 대하여 일일이 다 소개하지 못하지만, 이 책을 통하여 생명체가 지니고 있는 다양한 원력에 대하여 충분히 알게 된다면 당신은 어떤 종류의 암이든지 이겨낼 수 있다는 진정한 확신을 갖게 될 것입니다. 앞에서 이미 설명하였지만 아프리카에 사는 물소가 사자를 능히 이겨낼 수 있는 원력을 자신도 모르게 지니고 있었던 것처럼 사람도 암을 가볍게 이겨 낼 수 있는 자신도 모르는 원력을 이미 지니고 있다는 희망찬 깨달음에 이르기를 바랍니다. 오리의 알을 구하여 어느 곳에서 부화시키든지 부화된 새끼오리는 그 곳에서 가장 가까운 물이 있는 곳으로 찾아가는 원력을 지니고 있습니다. 잘 알고 있듯이 연어는 수 천 킬로미터 떨어진 자신이 태어났던 곳으로 회귀하는 원력을 지니고 있습니다. 어떤 개미들은 비가 온다는 것을 미리 알고 비가 오기 전에 개미집의 구멍을 흙으로 덮어 놓는 원력을 지니 있습니다. 어떤 거미는 비가 오는 것을 미리 알고 쳐 놓았던 거미집을 잠시 걷어놓는 원력을 지니고 있습니다. 아주 오래전에 기상청 직원들이 직원 체육대회 날을 잡아서 대회를 진행하였는데 바로 그 날 비가 내리는 바람에 국민들로부터 약간의 빈축을 산 적이 있었습니다. 인공위성과 컴퓨터와 축적된 기상통계로도 맞추지 못하는 일기예보(日氣豫報)를 미물(微物)들은 정확하게 예측하는 원력을 지니고 있다는 것입니다. 옛 날에 큰 배에 살고 있던 쥐들은 살고 있던 배가 항해 중에 침몰 할 것 이라는 사실을 미리 예측할 수 있는 원력을 지니고 있었습니다. 그래서 항해를 앞두고 부둣가에 정박 중인 큰 배에서 살고 있던 쥐가 배와 항구를 묶어 이어주고 있는 밧줄을 타고 모두 육지로 탈출하는 광경을 가끔 목격할 수 있었다고 합니다. 얼마 전 태국에서 쓰나미가 발생하여 많은 인명피해가 있었습니다. 게(해(蟹))는 이런 해일(海溢)을 정확하게 예측하는 원력을 지니고 있습니다. 따라서 갑자기 수많은 게 떼가 바닷가 모래사장으로 기어 올라오면 옛 사람들은 해일의 징조로 알고 미리 대비 할 수 있었습니다. 등산을 하는 사람들이 당성분이 들어있는 음료나 식품을 지니고 있으면 벌에게 쏘이기 쉽습니다. 벌에게 입술을 쏘였다는 이야기는 자주 들어 보았지만 혀를 쏘였다는 희귀한 경험담도 들은 적이 있습니다. 벌은 정확한 수치는 아니지만 수 킬로미터 혹은 수백 미터 떨어진 곳에서 사람이 당성분이 들어있는 음료수를 마신 후에 입술에 남아 있는, 혀에 묻어 있는 아주 미량의 당분을 인지하는 원력을 가지고 있습니다. 당연히 달려들어 당분을 채취하려다가 사람의 입술과 혀를 쏘게 됩니다. 어떠한 서양의학적 기기(器機)도 수 백 미터 혹은 수 킬로미터 떨어진 곳에서 미량의 당분을 검출할 수 없습니다,

아주 오래전 마을에서 살인 사건이 있었습니다. 피해자는 칼에 찔려서 사망하였는데 원한 관계에 있는 피의자가 관아로 압송되어 왔습니다. 관아에서는 미리 피의자가 살인하는 데 쓰였다고 의심되는 칼을 압수하여 가지고 있었는데 피의자는 당연히 이미 칼에 묻어있던 혈액을 모두 깨끗하게 닦아 없애버렸다고 합니다. 신문을 맡은 관리는 피의자가 사용했다고 의심되는 칼과 또 다른 깨끗한 칼 두 자루를 관아의 마당에 잠시 놓아두게 합니다. 시간이 조금 지나자 살인의 도

구로 사용되었다고 의심되는 칼에는 파리 떼가 모여드는데 옆에 놓은 칼에는 파리가 모여들지 않습니다. 이 실험으로 당연히 진범이 밝혀지게 된 것을 물론입니다. 파리는 살인자가 칼을 닦고 닦아서 완벽하게 혈흔을 지운 상태에서도 남아 있는 아주 미량의 혈액도 인지하는 원력을 가지고 있습니다. 루미놀(Luminol)이라는 혈액을 검출하는데 사용하는 시약이 있습니다. 혈액이 있는 곳에 이 시약을 뿌리면 형광반응이 일어나 흔히 범죄현장에서의 혈흔을 검출하는 데 사용됩니다. 그러나 범죄자가 혈흔을 깨끗하게 닦아내 없애버린 상태에서는 루미놀 시약은 전혀 형광반응을 일으킬 수 없어 혈흔을 검출하지 못합니다. 따라서 파리는 서양과학이 만들어낸 루미놀 시약도 검출하지 못하는 매우 미량의 혈액도 찾아내는 원력을 가지고 있는 것입니다. 사람은 만물의 영장이라고 합니다. 지금 까지 설명한 다른 생명체가 지지고 있는 원력과는 비교도 할 수 없는 대단하고 다양한 원력을 지니고 있습니다. 앞에서 수차례 설명한 데로 사람이 지니고 있는 다양한 원력 중에는 어떤 질병이 발생하였을 때 신속하게 그 질병을 스스로 치유하는 놀라운 능력이 포함되어 있습니다.

5장

어떻게 하면
암 환자의 소멸된 원력을
회복시킬 수 있을까?

암을 스스로 치료할 수 있는 원력은 자신이 암에 걸렸다는 사실을 까마득하게 잊고 있는 시간이 많으면 많을수록, 암에 대한 지식이 적으면 적을수록 크게 향상되어 놀라운 치유의 능력을 발휘하게 됩니다. 웃음 학교를 세워서 암 환자들에게 하루 종일 웃도록 하여 암을 치료하는 나라도 있습니다. 이 웃음 학교에서의 암 환자 치료율이 매우 높다는 사실이 알려지자 외국의 어떤 암 병동에서는 하루 종일 코미디 프로그램을 방영하여 암 환자들로 하여금 많은 시간동안 웃도록 만들어 암을 치료한다고 합니다. 암 환자가 코미디 프로그램 등에 온통 집중하여 진정 웃을 수 있다면 그 웃는 동안만은 자신이 남자인지, 여자인지 현재 암에 걸려 있는 상태인지, 결혼을 했는지, 암 치료비로 얼마를 지출하였는지, 의사가 자신에게 몇 개월을 산다고 말했는지 등을 송두리째 잊어버릴 수 있는 무의식 상태로 돌입하게 되는데 바로 이 순간 원력이 강력하게 향상되어 치유의 기능이 회복됩니다. 서양의학도 이 사실을 실험을 통하여 규명을 하였다고 주장하고 있습니다. 웃으면 엔돌핀(Endorphin)이라는 호르몬이 분비되는데 이 호르몬이 항암효과가 뛰어나다는 것을 규명하였다고 합니다. 개인적으로 웃으면 엔돌핀이 많이 분비되고 엔돌핀에 강력한 항암작용이 있다는 연구결과를 전혀 신뢰하지 않습니다만 이런 서양의학적 지식들은 웃을 일이 생겨서 그저 단순히 웃던 사람들을 암을 낫게 하려는 목표를 갖고 웃게 만듭니다. 사람이 이러한 서양의학적 연구결과를 의식하고 웃는다면 아무리 엔돌핀이 많이 나온다고 해도 전혀 그 웃음은 암을 치료하지 못합니다. 그 웃음은 가짜에 불과합니다. 엔돌핀아 나와라, 엔돌핀이 나오겠지, 이 만큼 웃었으니 엔돌핀이 더욱 많이 나왔겠지 라는 생각을 가지고 웃는다는 자체는 이미 자신이 암 환자라는 사실을 명료(明瞭)하게 의식한 채로 웃는 것이므로 진정 자신의 원력을 회복시키지 못합니다. 웃음이 암을 치료하는 효과는 엔돌핀과 관계없이 웃는 동안 무아(無我)지경에 빠지게 되고 바로 그 때 사람의 원력이 크게 향상되고 회복되므로 나타나는 것입니다. 웃을 때만 무아지경에 빠지게 되는 것은 아닙니다. 크게 감동을 받고 있을 동안에도 무아지경에 빠지게 됩니다. 따라서 암 환자가 어떤 일에 진정 크게 감동을 받았을 동안에도 무아지경에 빠지게 되므로 자신이 암 환자라는 생각을, 얼마 살지 못한 다는 생각을 잠시 까마득하게 잊게 되므로 원력이 회복되어 암이 스스로 낫게 됩니다. 서양의학도 이런 사실을 잘 알고 있습니다. 사람이 감동을 받았을 때에는 엔돌핀보다 항암 효과가 더욱 강력한 다이돌핀(Didorphin)이라는 호르몬이 분비된다는 학계의 연구결과가 보고된 적이 있습니다. 이런 주장 또한 개인적으로 믿지 않습니다. 사람이 감동을 받으면 무아지경에 빠져서 자신의 존재를 잠시 잊기 때문에 원력이 회복되어 암이 낫게 되는 것이지 다이돌핀이 분비되어서 암이 낫게 되는 것은 아닙니다. 하루 종일 심지어는 수면 중에도 자신이 암에 걸려 얼마 못 살지도 모른다는 사실을 또렷하게 의식하고 있는 환자에게는 엔돌핀과 다이돌핀을 외부에서 합성하여 주사로 과량 투여한다고 하여도 절대로 암을 낫게 할 수 없다는 사실은 너무나 자명한 일인 것입니다. 사람이 웃을 때 또한 감동을 받았을 때 원력이 회복되어 인체에 나타나는 수 없이 많은 긍정적인 변화 중에 서양의학이 규명한 아주 자그마한 생리학적 변화가 바로 엔돌핀과 다이돌핀의 분비라고 볼 수 있습니다.

6장

**암 환자가 자신의 존재마저
잊게 되는 무아지경에 이르러
자신도 모르게 암을 낫게
하는 원력을 회복하고
증강시키는 방법들에 대하여.**

다양한 운동에 넋이 나가 있어야 합니다.

암 환자가 만약 테니스나 배드민턴에 푹 빠져 그 운동에 아주 넋이 나가버려 하루 종일 배드민턴이나 테니스 생각만 하고 있다면 자신도 모르는 원력이 최고조의 상태에 이르게 됩니다. 머릿속에 온통 배드민턴, 테니스 운동 생각 밖에 없습니다. 일을 하는 중에도 오직 운동 생각 밖에 없습니다. 빨리 퇴근하고 배드민턴 코트나 테니스 코트로 나가야 합니다. 운동 중에는 공을 끝까지 보아야 하고 스코어도 알아야 하고 상대방이 어디로 공을 보낼지 주시하느라 무아지경에 빠지게 됩니다. 앞에서 설명한데로 운동은 스트레스를 해소하여 주며 종양이 혈액으로부터 영양을 공급받지 못 하게 만들 뿐만 아니라 이렇듯 무아지경에 빠지게 만들어서 자신이 모르는 사이에 원력이 최고조에 이르게 해줍니다. 암 환자가 웃거나 감동을 받았을 때 보다 운동에 빠져 자신의 존재마저 잊어버리는 무아지경 상태에서 원력은 더욱 강력하게 발휘됩니다.

봉사활동을 하여야 합니다.

현재 자신의 처지 보다 못한 사람들을 대상으로 하는 다양한 봉사활동에 참여하면서 불쌍하고 어려운 사람들에게 진정으로 마음 속 깊이 울컥하는 동정심을 느낀다면 그 순간 자신의 존재를 잊는 무아지경에 빠지게 되므로 역시 원력이 크게 회복 될 수 있습니다.

극심한 과로가 되지 않은 정도로 극심한 스트레스를 받지 않은 정도로 일상생활이 매우 바빠야 합니다.

건강한 사람들, 원력이 살아 있는 사람들은 아침에 일어나자마자 그 날의 일정이 머릿속에 떠오릅니다. 모든 관심이 몸 밖을 향하고 있습니다. 원력이 거의 소멸된 사람들은 일어나자마자 혈압을 재고, 혈당을 재고, 대변과 소변을 유심히 관찰하며, 복용할 약을 찾으면서 하루를 시작합니다. 이렇듯 원력이 쇠퇴한 사람들은 모든 관심이 자신의 오장육부 즉 몸 속을 향하고 있습니다. 사람의 관심이 오직 몸 밖을 향하여 있는 상태에서는 바로 원력이 자연스럽게 강력하게 작동하게 됩니다. 아침 식사를 하였는데 하루 일정이 너무 바빠서 아침 먹은 것을 잊고 있는 사람은 당연히 소화가 잘되어 점심 역시 맛 맛있게 많이 먹을 수 있습니다. 아침을 먹었지만 일정이 없어서 한가하여 아침에 먹은 것이 소화되어야 점심을 먹을 수 있을 텐데라는 생각을 하는 사람은 소화가 절대로 되지 않을 뿐 만 아니라 체하기 쉽습니다. 먹고 살만하면 죽는다는 말이 있습니다. 가난했던 어떤 사람이 열심히 바쁘게 살아서 돈을 충분히 벌게 되었습니다. 큰 건물을 지어서 임대하여 집세만으로도 충분히 넉넉하게 살 수 있으므로 이제 바삐 돈을 벌지 않아도 됩니다. 이 사람의 관심이 갑자기 자신의 몸을 향해 다가갑니다. 갑자기 바쁠 때 전혀 신경도 쓰지 않았던 자신의 오장육부에 대하여, 피에 대하여 궁금해지기 시작합니다. 돈을 벌려고 열심히 너무 바쁘게 사느라 그 동안 내 몸에 대하여 전혀 알아보지 않았으나, 이제 시간적 경제적 여유가 생겼으니 혹시 무슨 병이 생기지는 않았는지 건강검진을 받아보자는 생각을 하게 됩니다. 검진결과 몇 가지 이상이 발견되면 화들짝 놀라 약을 먹고 수술을 하다가 세상을 뜨는 사람들이 많으므로 가난했던 사람이 열심히 살아서 먹고 살 만하게 되면 죽는다는 말이 생겨난 것입니다. 사람들은 돈을 버느라 너무 바쁘게 살 때에 생긴 병을 뒤 늦게 건강검진으로 발견하여 죽게 되었다고 생각합니다. 누구나 너무 바빠서 아플 새도 없었다는 말을 들어보았을 것입니다. 어떤 일로 너무 바빠서 자신의 건강에 관하여 자신의 오장육부에 대하여 전혀 신경을 쓰고 있지 않을 때 바로 원력은 가장 큰 힘을 발휘하게 됩니다. 경제적 여유가 생겨 한가해져서 자신의 건강에 신경을 쓰게 되면 자신의 오장육부가 궁금해지기 시작하면 원력은 그 기능을 크게 잃게 됩니다. 따라서 사람이 인생의 목표를 이루고 한가해지면서 자신의 오장육부와 혈액에 대하여 건강에 대하여 알아보려고 하는 생각이 들게 되면 곧 바로 원력이 쇠퇴하면서 질병이 찾아오게 됩니다. 최근 거의 100세 정도로 장수하고 있는 어느 교수님에 관한 텔레비전 프로그램을 본 적 있습니다. 평생을 교수로 살아온 그 분의 장수비결은 전혀 특별한 것이 아니었습니다. 교수로 재직하다 보니 방학 때 마다 매번 몸이 아프고 여러 가지 질병으로 고생하게 된다는 알게 되었다고 합니다. 당연히 사람이 갑자기 한가해지면 병이 난다는 것을 깨닫게 되었고 따라서 본인은 나이가 들었어도 일을 쉬지 않고 적당히 바쁘게 살고 있기 때문에 장수하고 있는 것 같다는 이야기를 들려주고 있었습니다. 방학 중에 생긴 질병은 갑자기 한가해져서 얻은 병이지 학기 중에 바쁘게 학생들을 가르치고 연구하느라 얻은 병이 아닌 것처럼, 가난했던 시절 바쁘게 먹고 사느라 건강에 신경을 전혀 쓰지 않았기 때문에 발생한 병이 아니라 돈을 많이 벌어 한가해져서 발생한 병이라는 것입니다. 적당히 바쁜 일상은 자신의 건강에, 오장육부에, 혈액에 전혀 관심을 기울이지 않게 만들어 원력을 최고조로 향상시킵니다.

책을 읽거나 영화나 텔레비전을 보면서 음악을 들으면서 웃을 수 있거나 감동받을 수 있는 시간이 많아야 합니다.

책이나 영화나 텔레비전, 음악에 심취하여 웃을 수 있거나 감동받을 수 있는 것은 그 행위에 몰입되었기 때문입니다. 이런 몰입 상태에 있을 때에 바로 원력이 최대한 상승하게 됩니다. 코미디 프로그램을 시청하면서 몰입되어 한 바탕 크게 웃다가 갑자기 자신이 환자라는 사실이 의식되고 '참 나는 의사로부터 6개월 밖에 못 산다고 진단받은 암 환자인데, 한심 하게 이렇게 웃고 있다니'라는 생각이 들게 될 수도 있습니다. 그렇다고 하여도 웃음을 시작하여 자신이 암 환자라는 사실을 또렷하게 인식하기 직전까지의 시간 동안에는 원력이 크게 회복된다고 할 수 있습니다.

어떤 일로 크게 웃다가 갑자기 자신의 처지가 정확하게 머릿속에 떠오르게 되는, 자신의 존재를 인식하게 되는 시간은 감동을 받았다가 자신의 상황을 자각하게 되는 시간 보다 짧다고 보여 집니다. 따라서 책이나 영화, 음악에 심취하는 것도 원력 회복에 매우 좋은 일이지만 새 소리, 바람 소리, 주위의 풍경, 커피 향기, 따사로운 햇볕, 풀벌레 소리 등 일상에서 마주하게 되는 아주 작은 일에 진정으로 하루 종일 큰 감동을 받을 수 만 있다면 원력회복에 더욱 도움이 될 것입니다.

 # 언제나 관심이 몸 밖을 향해 있어야 합니다.

　　지인이 필자에게 어떤 사람을 알고 있느냐고 묻습니다. 알고 있다고 대답하였더니 그 사람 대장암으로 얼마 전에 돌아가셨다는 소식을 전해줍니다. 필자가 35년 이상 한 번도 건강검진을 받아 본 적 없다는 것을 잘 알고 있는 지인은 넌지시 저에게 이젠 필자도 건강검진을 받아야 될 때가 되지 않았느냐는 조언을 합니다. 대장암으로 병원치료를 받다가 돌아가신 분의 사례로 저에게 건강검진을 권하는 것은 그 사람이 건강검진을 자주 받아서 조금 더 일찍 대장암에 걸렸다는 것을 알았다면 서양의학적 처치로 완쾌되어 오래 사실 수 있었을 것이라는 확신을 가지고 있기 때문일 것입니다. 암을 일찍 발견해서 그래서 조기에 서양의학적 치료를 하여 완쾌되어 천수를 누리는 사람은 극히 적은 수에 불과합니다. 초기 암 환자라고 해도 암에 걸렸다는 스트레스와 죽을 지도 모른다는 걱정과 항암요법의 부작용으로 인하여 대부분 일찍 세상을 등지게 되는 것입니다. 대장암으로 돌아가신 분도 대장암에 걸렸다는 사실을 몰랐다면 그래서 서양의학적 처치를 받지 않았더라면 더욱 오래 살 수 있었을 것이라고 확신 합니다.

  세상 사람들은 건강검진을 통하여 자신의 오장육부를 직접 보고 싶어서 어쩔 줄 몰라 하는 것 같습니다. 오장육부의 상태가 어떤지 궁금해 미칠 지경인 것 같습니다. 그러나 필자는 오장육부가 전혀 궁금하지 않습니다. 필자는 직업상 매우 바쁜 일정을 소화하느라 오장육부에 건강에 신경을 쓸 틈이 없습니다. 오히려 필자는 테니스를 좋아하는데 서비스와 스매싱이 왜 잘 안 되는 지가 궁금합니다. 드라이버의 거리가 동창들 보다 왜 그렇게 짧은지 무척 궁금합니다. 이렇듯 사람이 할 일이 있어 적당히 바쁘고 또한 온통 관심이 건강이나 오장육부가 아닌 취미로 하는 운동 등 몸 밖을 향해 있을 때 소화도 잘 되며 잠도 잘 오고 대소변도 원활해지며 자연치유능력을 포함하는 원력이 최고조에 달하게 됩니다. 낚시를 하는 사람이 친구들과 함께 바다낚시를 하기로 한 날자가 1 주일 앞으로 다가오니 하루 종일 낚시 전문 텔레비전 방송만을 시청하면서 매일 아침 일어나자마자 낚시 가방을 열어보고 부족한 장비는 없는지, 낚시 줄과 바늘과 미끼는 어떤 종류의 것을 사용해야 하는지 등을 고민하면서 온통 낚시 생각에만 빠져 있다면 더구나 낚시 떠날 생각에 설레는 마음을 추스르지 못하고 있다면 바로 그 기다리는 1 주일 동안 원력이 가장 높은 단계로 상승하게 됩니다. 원력이 상승하게 되면 "무엇이든지 물어 보세요" 등 건강과 질병에 관한 방송에 마음을 빼앗기지 않습니다. 귀에 들어오지도 않고 관심도 전혀 없을 뿐만 아니라 그런 방송을 시청한다 해도 전문가가 이러 이러한 증상이 있으면 무슨 암이 의심이 된다는 말에 낚여서 병원으로 발걸음을 옮기지 않고 부족한 낚시 도구를 구입하러 낚시 백화점을 향합니다. 낚시하러 가는 사람이 만약 당뇨환자라면 낚시에 온통 빠져서 그래서 하루 세 번 혈당을 체크해보는 것과 당뇨 약 복용하는 것을 까마득하게 잊어버리게 됩니다. 바로 원력이 최고조에 달해 있다는 증거입니다. 낚시를 하러가서 온통 찌만 바라보면서 낚시에 집중하고 있는 무아지경 상태에서도 원력은 최고조로 상승합니다. 그러므로 낚시를 시작하고 앓고 있던 어떤 질병이 자기도 모르게 그냥 낫게 되었다고 말하는 사람들도 많은 것입니다. 모든 관심이 몸 밖을 향해 있으면서 자신의 일과 취미생활에 넋이 나가 무아지경에 빠진 상태, 건강이나 질병에 관심도 없고 또한 전혀 무지한 상태, 자신의 존재를 잊고 자신 보다 처지가 좋지 않은 사람들을 향한 진정한 동정심을 지니고 있는 상태, 이런 상태에서 암을 포함하는 모든 질병을 낫게 하는 원력이 더욱 강력하게 솟구치게 됩니다.

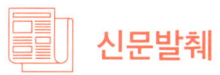 **신문발췌**

에이즈 환자 10명 중 4명 감염 알고 6개월 내 사망

　에이즈 환자 10명 중 4명이 감염사실을 알게 된 후 6개월 이내에 사망하는 것으로 나타나 조기예방과 검진 시스템에 문제가 있는 것으로 지적됐다. 질병관리본부가 12일 국회보건복지위원회 소속 장 향숙 열린 우리당 의원에게 제출한 국감자료에 따르면 지난 6월을 기준으로 지금까지 에이즈로 인한 사망자는 총 565명으로 이중 235명(41.6%)이 6개월 이내에 사망했고 1년 이내 사망자는 49.6%나 됐다 5년 이내 사망자는 76%로 4명 중 3명이 5년 이상 생존하지 못하는 것으로 집계됐다. 10년 이상 생존한 환자는 27명(4.7%)에 불과했다. 최장기간 생존한 환자는 17년을 산 환자로 나타났다. 전체 사망자 평균 생존기간은 2년 8개월 정도며 20대 환자의 평균 생존기간이 5.4년으로 가장 긴 반면 60~69세는 0.8년, 70세 이상은 0.3년에 불과했다. 특히 80년대에 비해 갈수록 평균 생존기간이 짧아져 올 들어 사망한 17명은 전원이 6개월 이내에 사망한 것으로 나타났다. 이와 함께 2001년부터 올 상반기 까지 에이즈 익명검사를 받은 건수는 총 7만 4708건으로 이 중 에이즈 보균자로 판명된 것이 85건 이었으나 이들에 대해서는 국가 추적이 불가능해 에이즈 관리에 허점을 드러내고 있는 것으로 지적 됐다. 에이즈 발생빈도는 95~96년에는 하루에 0.29명 꼴 이던 것이 97년에는 0.34명, 2000년 0.60명, 2001년 0.90명, 2002년 1.09명, 2003년 1.47명, 올 들어서는 1.65명으로 매년 증가하고 있다.

노 원명 기자

위의 기사 내용처럼 에이즈 환자가 감염 사실을 알고 6개월 이내에 사망하게 되는 이유는 당연히 갑자기 에이즈가 악화되었기 때문이 아니라는 것을 독자들도 잘 알 것 입니다. 에이즈에 감염된 것을 알고 이젠 죽었구나 라는 환자의 생각 때문에 원력이 훼손되어 죽는 것입니다. 만일 감염 사실을 몰랐더라면 당연히 천수를 누릴 수도 있었을 것입니다. 사실 의학계에는 예전부터 에이즈라는 병은 실체가 없는 상상의 병이며 에이즈 바이러스로 감염된다는 주장 역시 완벽한 거짓말이라는 주장이 있어 왔고, 필자도 그 주장에 전적으로 동의합니다. 실존하지 않는 병인데 가상(假想)의 질병인데도 불구하고 그 병에 걸리면 죽는다, 아직 까지 치료제가 없다, 이미 많은 사람들이 그 병으로 죽었다는 등의 가짜 정보를 환자가 알고 있으면 환자는 원력을 잃고 자신의 죽음을 더욱 확신하게 되고 그래서 죽는 것입니다. 에이즈라고 진단을 받았다고 해도 가상의 병인 에이즈에 관하여 전혀 지식이 없는 사람 역시 당연히 천수를 누릴 수 있습니다. 가상의 병에도 속아서 죽을 것이라고 확신하는 사람들을 보면 옛날 필자의 초등학교 교과서에 실려 있었던 3년 고개라는 우화가 떠오릅니다. 아주 옛 날 동네 입구에 고개가 있었는데 거기에서 한 번 넘어지면 3년 밖에 못 산다는 전설이 전해져 내려 왔다고 합니다. 어떤 동네 사람이 그 고개에서 한 번 넘어지고 집에 와서는 자신은 이제 3년 밖에 못 살게 될 것이라고 식음(食飮)을 전폐(全閉)하고 앓아누웠다는 이야기입니다. 잘 아시다시피 친구가 찾아와서 한 번 넘어지면 3년 살게 되니 두 번 넘어지면 6년 세 번 넘어지면 9년 살게 될 것이라고 이야기 해 줍니다. 넘어졌던 친구는 바로 그 고개로 달려가 더 오래 살려고 데굴데굴 구르고 있다는 이야기로 우화는 끝을 맺습니다. 한 번 넘어지면 3 년 밖에 못 산다는 허무맹랑한 전설에도 넋이 나가 버려 원력을 잃고 큰 병에 걸려 앓아눕게 되는 나약한 인간이 암에 걸렸다는 사실을 알면 더 큰 병에 걸려 앓아눕게 될 것은 너무 당연한 일일 것입니다.

그 옛날 한 번 넘어지면 3년 밖에 살지 못한다는 전설을 의심 없이 굳게 믿어버린, 그래서 그 고개에서 넘어진 후에 앓아누어버린 우화 속에 나오는 사람과 똑같은 행동을 하는 원력을 포기한 사람들이 현대에도 부지기수(不知其數)입니다.

7장

짜게 먹어야 한다.
(암은 냉증(冷症)으로
발병하는 것이 아니라
열증(熱症)으로 발생합니다.)

서양의학은 암이 발병하게 되는 근본적인 원인을 아직 정확하게 밝혀내지 못하고 있습니다. 동양의학적 관점에서 고찰해보면 항암제를 포함한 여러 가지 서양의학적 약물의 부작용과 방사선 요법의 부작용으로 발생하는 암을 제외한 대부분의 암은 스트레스로 인하여 장부와 조직이 뜨거워져서 발병합니다. 사실 스트레스로 오장육부가 뜨거워진다는 동양의학적 이론을 쉽게 이해할 수 있는 독자가 많지 않을 수도 있습니다. 민초들은 스트레스를 받고 있을 때 애가 탄다, 속이 탄다, 혹은 속이 타들어간다, 내 속만 숯처럼 까맣게 타 버렸다 라는 등의 말을 합니다. 여기서 속이란 오장육부를 지칭하는 말입니다. 탄다는 말은 타버릴 정도로 매우 뜨거워진다는 표현입니다. 축구경기를 시청하다 보면 축구선수들이 여러 가지 이유로 경기가 잠시 중단 되었을 때 물을 벌컥벌컥 마시는 장면을 자주 볼 수 있습니다. 축구선수들이야 운동장에서 뛰느라 땀을 많이 흘리니 갈증이 나고 그래서 물을 많이 마시는 것이 당연하지만 경기장 바로 밖에 놓인 의자에 앉았다가 가끔씩 일어서는 정도의 가벼운 움직임을 반복하는 축구감독도 선수 들 만큼이나 물을 많이 마시는 장면을 보게 됩니다. 자신의 팀이 그 동안 연전연패(連戰連敗)하고 있었는데 오늘도 지고 있다면 스트레스로 축구감독의 피는 마르게 되고 스트레스로 축구감독의 속은 뜨거워져 타들어 갑니다. 인체는 다양한 스트레스로 초래된 오장육부의 타오르는 열기를 물로 식히려는 자구적인 노력을 스스로 자신도 모르게 수행하려고 합니다. 따라서 축구감독은 직접 경기에 참여하지 않아서 땀을 전혀 흘리지 않은 상태인데도 불구하고 스트레스만으로도 즉시 갈증을 느끼게 되고 물을 많이 마시게 되는 것입니다. 앞에서 설명한대로 사람이 스트레스를 받으면 오장육부와 함께 조직들도 뜨거워지는데, 사실 염증(炎症)이란 그 뜨거워진 상태를 일컫는 말입니다. 위(胃)가 뜨거워진 상태를 위염이라고 하고 간(肝)이 뜨거워진 상태를 간염(肝炎), 폐(肺)가 뜨거워진 상태를 폐렴(肺炎), 늑막이 뜨거워진 상태를 늑막염(肋膜炎)이라고 부르는 것입니다. 서양의학은 염증의 원인이 세균과 바이러스에 의한 감염이라고 주장하지만 매우 잘못된 엉터리 이론입니다. 염증을 일으키는 원인은 여러 가지가 있지만 대부분의 염증은 스트레스로 발생하게 됩니다. 염증을 가장 정확하게 정의하고 있는 염

(炎)이라는 한자(漢字)를 살펴보면 불 화(火)라는 글자가 위아래로 겹쳐있습니다. 어떤 이유로 오장육부와 조직이 평소보다 많이 뜨거워져 있는 상태가 곧 염증이며 이렇게 뜨거워진 곳에서는 차가워진 곳에서 번식하지 못하는 세균과 바이러스가 비정상적으로 증식하게 됩니다. 마치 여름이 되어 더워지면 겨울의 추위 때문에 번식하지 못하던 파리와 모기가 번성하는 이치와 똑같습니다. 따라서 파리와 모기가 더위를 초래하지 않았듯이 세균과 바이러스가 염증을 일으키지 않은 것입니다. 인체의 어떤 곳이 뜨거워지면 즉 염증이 발생하면 정상적인 곳 보다 많은 혈액이 염증이 생긴 곳으로 모여들게 됩니다. 종기가 생긴 곳을 짜면 출혈이 쉽게 발생하며 종기가 제법 큰 것을 짜면 제법 많은 량의 출혈이 나타나는 사례를 보았다면 잘 이해하실 수 있을 것입니다.

  기체는 뜨거워지면 팽창하고 차가워지면 수축합니다. 나무는 더운 곳에서 잘 자라며 추운 곳에서는 잘 자라지 못하거나 죽어버립니다.

  인체에서도 똑같은 원리로 똑같은 현상이 일어납니다. 즉 인체의 어떤 부위가 뜨거워지면 그 부위가 자라면서 커지고 어떤 부위가 차가워지면 작아진다는 것입니다. 암은 성장속도가 빠른 조직의 일종입니다. 이렇게 성장속도가 빠르게 된 것은 그 발생부위가 스트레스로 뜨거워진데다 혈액까지 모여들게 되어 혈액으로부터 많은 영양소를 공급 받기 때문입니다. 따라서 초기 암은 염증으로 시작된 염증의 또 다른 형태라고 말할 수 있습니다. 대부분의 염증은 시간이 지나면 소위 곪아서 터지고 이어 상처의 합창(合瘡)이 이루어지는 데 반하여 어떤 염증은 곪아 터지지 않은 채로 염증부위에 세포분열이 촉진되어 조직이 급격하게 증식하게 되는데 서양의학은 이것을 바로 초기 암이라고 부르는 것 같습니다. 평범한 염증이 생긴 부위도 다른 곳 보다 부어있고 커져 있고 돌출되어 있으므로 아주 초기에는 염증과 암은 명확하게 구분이 안 되는 경우도 있다고 생각합니다. 그런데 환자가 암에 걸렸다는 사실을 알게 되면 크게 스트레스를 받으므로 암 발생 부위가 더욱 뜨거워지면서 암은 급격하게 빠른 속도로 증식하게 되는 데 서양의학적으로 이런 현상을 개시(Initiation)와 촉진(Promotion)이라고 부르는 것 같습니다. 시간이 지날수록 환자의 스트레스는 더욱 커져서 피가 마르고 또한 피가 끓어오르게 되므로 즉 피가 부족하여지고 피가 뜨거워지므로 스트레스만으로도 혈액이 생리적인 역할을 못하는 비정상적인 혈액으로 변하게 됩니다. 더구나 또한 다양한 항암요법을 받게 되면 그 부작용으로 환자의 혈액은 크게 망손 되어 더욱 더 혈액으로서의 생리적인 역할을 전혀 수행하지 못하는 상태에 이르게 됩니다. 스트레스와 항암 요법으로 적혈구와 백혈구, 혈소판의 수치가 현저하게 감소한 비정상적인 혈액은 빈혈, 출혈, 피로, 현기증, 무기력 등만 일으키는 게 아닙니다. 이런 비정상적인 혈액이 뜨거워진 부위에 공급되면 정상적인 조직의 세포와는 판이한 다른 비정상적인 세포를 만들어 내므로 이 비정상적인 세포로부터 당연히 비정상적인 조직의 급속한 증식이 일어나면서 바로 악성종양이 형성되는 것입니다. 초기의 암은 스트레스로 어떤 장부나 조직이 뜨거워져서 발생합니다. 앞에서 설명한 것처럼 염증이라는 것은 단지 뜨거워진 상태를 일컫는 말입니다. 인체의 어떤 곳이 어떤 이유로 뜨거워지면, 대부분 스트레스로 뜨거워집니다만 뜨거워진 곳에 세균과 바이러스가 크게 증식하게 됩니다. 아파트 바로 위층의 하수(下水)시설이 고장이나 아래 층 방벽에 습기가 차면 곰팡이가 피게 되고 여름이 되어 더워지면 파리 모기가 번성하는 것과 똑같은 이치입니다. 곰팡이가 습기를 차게 하지 않았던 것처럼 파리 모기가 여름의 무더위를 불러온 것이 아닙니다. 암이 발생한 부위도 세균과 바이러스가 크게 증식되어 있다는 서양의학적 연구 결과는 암이 어떤 이유로(주로 스트레스)로 장부나 조직이 뜨거워져서 발생한다는 동양의학적 주장을 뒷받침 하고 있습니다. 암은 인체가 냉(冷)하여져서 발병한다고 주장하는 사람들이 많이 있습니다. 잘못된 주장입니다. 추운 겨울에는 식물들의 성장이 멎는 것처럼 인체의 어떤 부분도 냉하여지면 수축되며, 세포의 증식 또한 이루어지지 않으므로 암조직의 성장 역시 이루어지지 않습니다. 따라서 암은 발생부위가 뜨거워져서 발병한다는 것을 쉽게 알 수 있습니다. 암은 냉증(冷症)으로 발현된 것이 아니라 열증(熱症)으로 발현된 것입니다

필자는 테니스를 좋아하는데 소위 클레이 테니스 코트, 즉 코트 바닥이 흙으로 만들어진 코트에는 주기적으로 소금을

뿌립니다. 겨울에 코트의 땅 바닥을 얼지 않게 하고 비가 온 뒤에 땅이 너무 질퍽해지는 것을 방지하기 위해서입니다. 그런데 몇 주 동안 비가 오지 않으면 테니스 코트가 건조해지면서 표면으로 그 동안 뿌렸던 소금 결정체가 솟아오르게 됩니다. 이 때 테니스 코트로 많은 비둘기들이 모여들어 소금을 쪼아 먹는 모습을 자주 볼 수 있습니다. 아프리카에 사는 많은 동물들도 집단으로 암염(巖鹽) 즉 돌소금 기둥을 찾아가서 소금을 혀로 핥아 먹는 것을 텔레비전을 통하여 볼 수 있습니다. 동물들이 원력을 발휘하여 몇 군데 안 되는 테니스 코트의 소금을 찾아내고 아프리카의 드넓은 초원에서도 암염을 찾아내어 소금을 섭취하는 것은 모든 생명체의 생명 유지에 소금이 필수적이라는 것을 보여줍니다. 사람도 당연히 마찬가지입니다.

아주 옛 날에 너무 가난하여 쌀이 없어 밥을 지어 먹지 못하고 정말 굶기를 밥 먹듯이 했던 가정에서 운 좋게 아주 약간의 돈이 생기면 제일 먼저 무엇을 구매하였을까요? 당연히 맨 먼저 쌀을 구하여 밥을 지어 식구들을 먹이려고 했을 것입니다. 그렇다면 쌀을 구한 다음에 두 번째로 구매하였을 식품은 무엇일까요? 바로 소금입니다. 옛 사람들은 주식인 쌀 이상으로 생명 유지에 중요한 식품 중에 하나가 바로 소금이라는 것을 잘 알고 있었기 때문입니다. 소금이 수행하는 생명유지에 필수적인 역할 중에 하나는 바로 오장육부와 혈액을 차갑게 식혀주는 작용입니다. 일사병(日射病) 혹은 열사병(熱射病)이란 한 여름의 더위가 사람의 오장육부와 혈액과 머리를 뜨겁게 하여 발생하는 병입니다. 이런 사실을 잘 알고 있었던 옛 사람들은 한 여름에 매우 짠 간장을 한 사발씩 들이키고 밭일을 나섰습니다. 당연히 일사병, 열사병으로 쓰러지는 경우가 거의 없었습니다. 베트남에서 파병을 갔던 군인들이 작전을 위해 행군을 나가가기 전에는 반드시 막사 앞에 놓인 소금을 강제로 한 주먹씩 입에 털어 넣도록 명령받았습니다. 아열대 지방인 베트남의 더위에 철모까지 쓰고 있는 군인들은 더욱 일사병, 열사병에 걸릴 확률이 높기 때문입니다. 짜다는 이유로 먹는 시늉만 하거나 곧 바로 뱉어버린 병사는 행군 중에 일사병 열사병으로 쓰러지는 경우가 많았다고 합니다. 어떤 이유로 초래되었는지에 관계없이 어린아이들이 고열(高熱)이 있으면서 갈증을 심하게 호소하면 천일염을 물에 타서 먹여야 합니다. 한 여름의 더위로 농부나 군인이 땀을 많이 흘리게 되면 혹은 어린아이가 고열로 인하여 땀을 많이 흘리게 되면 인체에 존재하였던 많은 량의 염분이 몸 밖으로 빠져 나가게 되는데 이 때 간장이나 소금 혹은 소금을 탄 물로 그 염분을 충분히 보충해주지 않으면 사람의 오장육부와 혈액과 머리는 더욱 뜨거워져 경련(痙攣), 실신(失神) 등 심각한 상황에 이르게 됩니다.

옛 사람들은 심장(心臟)을 염통이라고 불렀습니다. 염통(鹽桶)이란 한자말은 소금이 들어 있는 통이라는 뜻입니다. 그렇습니다. 심장은 인체에서 신장(腎臟) 다음으로 염도가 높은 장기라는 것을 잘 알고 있었던 옛 사람들은 심장을 염통이라 부르고 있었습니다. 또한 옛사람들은 심장을 근육중의 근육, 또는 근육의 꽃이라고 불렀습니다. 사람이 100년을 살았다면 심장이 밤낮으로 쉬지 않고 100년 동안을 수축과 이완하는 운동을 계속하였다는 뜻입니다.

주먹을 쥐었다가 펴는 동작을 몇 시간 동안만 계속하여도 손에 통증이 발생하고 근육의 마비상태가 초래될 것입니다. 심장은 손을 쥐었다가 펴는 동작과 유사한 수축과 이완을 통증 없이 마비 없이 100년 동안 반복할 수 있으므로 바로 근육중의 근육, 근육의 꽃이라는 별명이 붙게 되었던 것입니다. 심장이 이런 격렬한 동작을 평생 감내할 수 있는 이유는 바로 심장이 그야말로 염통이기 때문입니다. 염도가 높으면 격렬한 운동에도 마비가 쉽게 일어나지 않고 격렬한 동작에도 쉽게 또한 지나치게 뜨거워지지 않기 때문입니다. 여름에 지나친 운동을 하면 땀이 많이 나오면서 근육에 염도가 떨어지게 되니 겨울 보다 여름철에는 운동 중에 근육에 소위 쥐가 잘 나게 된다는 것을 알면 왜 심장이라는 근육에 특별히 염도가 높아야만 하는 가를 쉽게 이해할 수 있습니다. 소금은 인체의 오장육부와 혈액, 조직을 차갑게 하면서 수의근 불수의근의 경련과 마비를 예방하는 작용을 지니고 있습니다.

소금은 또한 썩지 않게 하는 작용을 가지고 있습니다. 고등어를 잡아서 배를 갈라서 내장을 제거한 다음 소금을 잔뜩 뿌리는 소위 염장(鹽藏)을 하는 데 고등어를 썩지 않도록 하기 위함입니다. 치약이라는 것이 없었던 옛 사람들은 모두 충치(蟲齒)로 고생하였을 거라는 생각은 큰 오산입니다. 의외로 건강한 치아를 지니고 있었던 연로한 노인들도 꽤 많았습니다. 바로 소금으로 양치를 하였기 때문에 치아가 썩지 않았던 것입니다. 당뇨병환자가 앓고 있는 인체 다양한 부위에서 발생하는 당뇨병성 괴저(壞疽) 같은 질환을 쉽게 풀어서 이야기 하면 사람의 살이 썩어 들어가는 병입니다. 속이 상해 죽겠다는 말이 있습니다. 오장육부가 상해서 죽겠다는 말입니다. 사람이 스트레스를 받으면 오장육부가 뜨거워진다고 설명한 바 있습니다. 냉장고가 고장이 나면 냉장고에 들어있는 육류(肉類)는 모두 상하게 됩니다. 육류가 뜨거워지면 썩어서 상하게 됩니다. 사람도 스트레스로 오장육부가 뜨거워지면 고장이 난 냉장고에 들어 있는 육류처럼 썩어서 상하게 된다는 말입니다. 그러므로 저 아들 녀석 때문에 내 속이 많이 썩었지 라는 말도 생겨난 것입니다. 냉장고가 고장이 나도 소금으로 염장(鹽藏)을 한 음식들은 쉽게 상하여 썩지 않습니다. 사람도 마찬가지입니다. 인체에 염도가 높으면 스트레스 받아도 사람의 오장육부와 조직이 크게 뜨거워지지 않습니다. 앞에서 설명하였듯이 암은 오장육부나 어떤 조직이 뜨거워져서 발병합니다. 따라서 오장육부와 조직을 차갑게 하는 소금은 오장육부와 조직에 염증이 생기는 것을 예방 치료할 뿐만 아니라 암도 예방하고 치료할 수 있는 명약(名藥)이라 할 수 있는 것입니다. 염도가 높고 쉴 새 없이 움직이는 심장에만 암이 발생하지 않는 다는 사실은 짜게 먹고 운동하면 다른 장기나 조직에도 절대로 암에 걸리지 않는 다는 것을 증명합니다.

서양의학도 매우 잘 알고 있는 사실이 있습니다. 바로 저혈당 상태가 고혈당 상태 보다 매우 심각한 위험(현기증, 실신, 사망)을 초래한다는 것입니다. 고혈압 상태보다 저혈압 상태가 더욱 생명에 위협(무기력, 실신, 사망)이 된다는 것입니다. 저염 상태가 고염 상태 보다 더욱 생명에 위협이 된다는 것입니다. 땀을 많이 흘려 염분이 많이 몸 밖으로 빠져나간 상태에서 물만 먹으면 혈액 중에 저염 상태가 초래되는 데 이 때 부종, 경련, 심장마비, 실신 등 치명적인 위험에 빠질 수 있다는 것입니다. 이러한 의학적 진실을 잘 이해한다면 저혈당을 초래하는 당뇨 약, 저혈압을 일으키는 고혈압 약을 복용하고, 음식을 싱겁게 해서 먹는 것이 얼마나 우매한 일인가를 깨닫게 될 것입니다.

건강을 위해 하루에 염분을 얼마나 섭취해야하는 것인가는 전문가보다 자신의 몸과 혀가 이미 정확하게 파악하고 있습니다.

김치에 항암효과가 있다는 서양의학적 연구결과가 또한 짜게 먹어야 암을 예방 치료한다는 필자의 주장을 뒷받침하고 있습니다.

자신도 모르게 자신의 병을 스스로 치료하려는 원력이 발휘되어 짜고 매운 음식이 몸에서 당기는데도 불구하고 텔레비전에서 짜고 맵게 먹으면 건강에 좋지 않다는 전문가의 이야기를 들은 후부터 자신의 원력을 무시하고 싱겁게 먹느라 무진장 애를 쓰는 사람들은 참으로 의지가 굳센 사람인 것 같습니다. 잘못된 지식으로 무장(武裝)하여 원력으로 발생하는 인체의 자구적인 요구를 무시하는 것은 대단히 힘든 일이기 때문입니다. 우리나라의 선조들이 만들었던 김치가 세계적인 음식이라고, 발효음식의 완성판이라고 칭찬들이 대단합니다. 김치에는 항암효과도 있다고 합니다. 그런데 김치는 소금 그 자체라고 해도 과언이 아닙니다. 김장을 할 때에 다량의 소금을 넣은 물에 배추를 넣어 뻣뻣해진 배추를 숨을 죽여서 부드럽게 만듭니다. 또한 거기에다가 매우 짠 젓갈류를 집어넣습니다. 김치는 소금 덩어리입니다. 며칠 동안 외국에 나갔었는데 정말 김치 없이는 못 살겠더라 는 이야기는 바로 소금을 먹지 않고는 못 살겠더라 는 말과 똑같습니다. 암을 예방하려면 암을 치료하려면 짜게 먹어야 합니다. 짜게 먹은 사람이 물을 킨다는 말이 있습니다. 만약 지나치게 짜게 먹어서 인체가 요구하는 염분의 량보다 많은 량의 소금이 들어오게 되면 자연스럽게 갈증이 나서 물을 많이 마시게 된다는 뜻입니다. 이렇게 뒤따르게 되는 갈증으로 물을 마시면 인체에 적당한, 생명유지에 필요한 정상적인 염도가 저절로 유지되는 것입니다. 사실 여름철에 땀이 많이 나서 혹은 여러 가지 이유로 인체에 염분이 많이 부족하여 졌을 때 소금을 먹으면 전혀 짠 맛을 느끼지 못하고 오히려 소금에서 단맛이 나기도 합니다. 땀을 많이 흘리는 여름에는 또한 운동을 매일 하느라 땀을 많이 흘리는 사람들은 자연스럽게 많은 량의 염분을 필요로 하며 따라서 자신도 모르는 사이에 원력이 작동하여 짜게 먹게 됩니다. 이렇듯 계절에 따라서, 생활습관에 따라서, 사는 곳에 따라서 섭취하여야 하는 염분의 량은 각각 매우 달라지는 것이 정상이므로 남녀, 나이, 계절, 생활습관 등을 불문하고 모든 사람에게 일률적으로 염분의 일일 섭취량의 상한선을 설정해 놓는 행위는 오히려 매우 비과학적인 것입니다. 김치, 깍두기, 된장, 간장, 고추장 등 우리나라 음식에는 소금이 들어가지 않은 것이 없습니다. 따라서 김치만이 항암효과가 있는 것이 아닙니다. 소금이 들어간 전통음식들 모두 항암효과가 있는 것입니다. 각각의 사람마다 필요로 하는 소금 섭취량을 전문가들은 전혀 알 수도 없고 알고 있지도 못 합니다. 본인의 건강과 질병예방을 위한 정확한 소금 섭취량은 벌써 자신의 몸이, 자신의 혀가 원력의 작용으로 이미 매우 정확하게 계량하여 파악하고 있습니다.

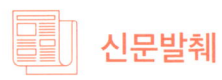 **신문발췌**

짜게 먹는 것이 몸에 좋다?

짜게 먹는 것이 몸에 좋은가 나쁜가. 염분을 많이 섭취하면 해롭다는 것이 그 동안의 정설.

그러나 요즘 미국에선 새삼스럽게 이를 둘러싼 논쟁이 일고 있다. 발단은 미국 고혈압학회 회장 마이클 올더먼 박사가 저명한 의학전문지 랜싯 최신호에 발표한 연구 보고서. 그는 보고서에서 지난 70년대부터 1만 1천 3백 46명의 미국인을 대상으로 염분 섭취와 사망률의 관계를 조사 분석한 결과 "하루 염분섭취량이 1천 mg씩 늘수록 사망률이 10%씩 줄어드는 것"으로 나타났다고 주장했다. 이를 근거로 올더먼 박사는 염분섭취를 6g 정도까지 줄이라는 미 보건당국의 권고를 일단 정지시켜야 한다고 주장했다. 현재 미국인의 평균 염분섭취량은 12g 정도, 그러나 미국국립보건연구원(NIH) 산하 고혈압 교육프로그램실장인 에드워드 로셀라 박사는 저염식이 혈압을 낮추어 뇌졸중이나 심장마비들을 예방한다는 것은 수많은 임상실험을 통하여 증명됐다며 올더먼 박사의 연구결과를 반박하고 있다. 영국 임피어리얼 대학 폴 엘리오트 교수는 올더먼 박사의 조사자체가 방법론적으로 잘못 됐다고 지적하고 나섰다.

짜게 먹어야 뇌졸중도 어느 정도 예방이 되지만 뇌졸중은 큰 스트레스로 초래되는 질환이므로 짜게 먹느냐 싱겁게 먹느냐 라는 문제와 크게 관련이 없다고 볼 수도 있습니다. 또한 앞에서 설명한대로 심장은 염통(鹽桶)이어서, 염도(鹽度)가 높은 장기라서 오히려 수축과 이완의 격렬한 운동을 평생 마비 없이 수행할 수 있다는 것을 알면 신문기사 속의 어떤 사람의 주장이 옳은 것인가를 비전문가라고 해도 쉽게 알 수 있을 것입니다. 우리가 매일 먹는 김치, 된장, 고추장, 간장, 청국장, 깍두기 등에 함유되어 있는 염분의 량을 그램 단위로 측정하여 또한 합산하여 서양의학이 정해놓은 정확한 하루 염분량을 섭취하려면 가정마다 대학의 연구실에 비치되어 있는 정성분석 기기와 정량 분석기기를 비치해 놓아야 할 것입니다. 앞에서 설명 하였지만 인종에 따라, 계절에 따라, 직업에 따라, 사는 지역에 따라 등등 여러 가지 이유로 크게 달라지는 염분의 하루 섭취량은 각자의 원력의 작용으로 정확하게 이미 몸이 알고 있고, 혀가 알고 있다는 것을 알아야 합니다. 오염된 육지의 모든 생활 오수(汚水)가 바다로 흘러가면 바닷물 속의 염분이 모두 정화시켜 주듯이 음식을 통하여 또한 호흡을 통하여 또한 흡연을 통하여 사람 몸속에 들어가게 된 모든 중금속, 유해 화학물질, 미세먼지 등 인체에 유해한 많은 오염물질 역시 사람 몸속의 소금이 모두 정화시키고 있다는 것을 알아야 합니다. 여러 가지 비타민을 정기적으로 섭취하지 않으면 다양한 질병에 걸릴 수도 있다고 주장합니다, 또한 비타민을 섭취하지 않아서 발생한 증상들을 모두 일컬어 비타민 결핍증이라고 부르고 있습니다. 이러한 의학계의 주장은 아직도 논란의 여지가 있는, 증명되지 않은 가설(假說)에 불과하지만 몸속에 소금이 결핍되면 그야말로 생사(生死)의 기로에 설 수도 있는 위험한 다양한 증상들이 발생 할 수도 있으므로 당연히 소금 결핍증이라는 병명이 새로 생겨나야 합니다. 간이나 신장에 발생한 특별한 질환이 있는 일부 환자에게는 소금의 섭취를 제한 할 수도 있습니다만 그런 환자 역시 서서히 염분의 섭취량을 늘려나가야 오히려 경과가 더욱 좋아질 수 있습니다.

8장

입에서 당기는 음식을 섭취해야 합니다.

물고기를 잔뜩 잡아먹고 체한 수달이 뭍으로 올라와 소엽(蘇葉, 깨의 일종)이라는 식물의 이파리를 뜯어 먹고 체기가 내려가 다시 물로 들어가는 것을 본 옛 사람들은 깻잎이 생선을 먹고 체하였을 때 효과가 있다는 것을 수달로부터 알게 되었습니다. 그 후부터 사람도 생선을 회로 먹든지 혹은 탕으로 먹든지를 불구하고 생선요리에는 반드시 소화제로 깻잎을 넣게 되었습니다. 어떤 이유로 부상을 당한 호랑이가 병풀 밭에 누워서 며칠 동안 몸을 병풀에 부비고 지내다가 상처가 다 아물어 병풀 밭을 떠나는 모습을 본 옛 사람들이 자신들도 상처가 생겼을 때 병풀을 뜯어서 상처부위에 바르기 시작하였고 효과를 보게 되었습니다. 사람들은 그 후부터 병풀을 호랑이 풀이라고 부르게 되었는데 시판되는 마데카솔이라는 약은 바로 호랑이풀을 원료로 하여 만들어진 것입니다. 수달이나 호랑이는 소엽에, 병풀에 어떤 성분들이 들어 있는지 당연히 알지 못하며 또한 어떤 성분이 생선을 소화시켜 체기(滯氣)를 내려가게 하고 상처를 빨리 아물게 하는지 당연히 전혀 알지 못합니다.

그런데도 불구하고 수많은 나무와 풀 중에서 소엽을 선택하여 먹고, 병풀 밭을 골라 누워서 병을 치료 할 수 있었던 것은 바로 수달과 호랑이가 지니고 있는 원력이 작동하였기 때문입니다. 약초에 아무런 지식도 없는 동물도 약재를 스스로 골라서 자신의 질병을 치료 할 수 있는 원력을 지니고 있는 것처럼 만물의 영장이라고 불리는 사람에게도 자신의 질병을 자신도 모르는 사이에 낫게 하여주는 약재나 음식을 저절로 입에서 당기게 해주는 원력을 지니고 있습니다. 그런데 사람은 동물과 달리 지식이라는 것을 머릿속에 쌓아두고 있습니다. 입에서는 새우가 무척 당기는데 새우에 콜레스테롤이 많이 들어있다는 지식 때문에 새우를 먹지 않습니다. 사실 콜레스테롤이 병을 일으킨다는 서양의학의 주장자체가 거짓인 것도 모른 채 놀라운 자연치유력을 지닌 원력을 거역해 버립니다. 싱겁게 먹는 게 건강에 좋다는 잘 못된 서양의학적 주장을 신봉하여 오랫동안 싱겁게 음식을 섭취해 왔던 사람은 원력의 작용으로 갑자기 김치가 잔뜩 들어간 맛이 매우 짠 라면이 입에서 당기게 됩니다. 역시 짜게 먹으면 건강에 해롭다는 지식이 원력을 막아 지금 바로 먹으면 자신도 모르는 사이에 진행되고 있는 어떤 병을 낫게 해줄 수 있는 김치와 라면을 먹지 않습니다. 지식이 놀라운 자연치유력을, 원력을 거역하게 만들어 오히려 병을 일으키게 하는 주범(主犯)이라는 것을 깨달아야 합니다. 옛 날에는 성냥골(성냥 나무 막대기 끝에 달려 있는 유황으로 만들어진 동그란 부분)만 뜯어서 먹는 아이, 방바닥에 떨어진 머리카락만 보면 주워 먹는 아이, 흙만 보면 주워 먹는 아이들이 많이 있었습니다. 어린아이는 머리에 축적된 어떤 지식도 없습니다. 뿐 만 아니라 더러운 것이 무엇인지, 깨끗한 것이 무엇인지도 모르며 사물을 그렇게 나누어 생각하지 도 않습니다. 따라서 동물처럼 아무런 의식 없이 원력이 작용하는 데로 행동합니다. 어린이는 성냥골에 유황 성분이 들어 있다는 것도 모르며, 더구나 유황이 구충(驅蟲)효과가 있다는 것도 전혀 모르지만 기생충이 많은 어린아이는 스스로 원력이 작동하여 성냥골만 보면 떼어 먹게 됩니다. 몸이 허약하여 코피를 잘 흘리는 어린아이는 머리카락이 허약한 몸을 보(補)해주면서 지혈(止血)을 해주는 효과가 있다는 것을 전혀 모르지만 원력이 작동하여 머리카락을 주워 먹게 됩니다. 비위가 약해서 소화도 잘 못 시키고 또래 보다 음식을 많이 못 먹는 어린아이는 흙이 비위(脾胃)를 보(補)하여서 소화불량, 식욕부진에 효과가 있다는 것을 역시 전혀 모르지만 원력의 작용으로 흙만 보면 주워 먹게 됩니다. 이렇게 어린아이가 자신의 병을 스스로 낫게 할 수 있는 어떤 특정한 물질들은 선호하게 되는 것도 원력의 작용이지만 어떤 특정한 물질을 지극히 싫어하게 되는 것도 원력의 작용으로 이루어진다고 볼 수 있습니다. 예를 들면 어린아이가 효과도 없이 부작용만 심각한 화공약품(다양한 예방주사)이 몸 속에 들어오는 것을 극렬하게 거부하는 것도 단지 아파서가 아니라 어린아이의 원력이 정확하게 작동하기 때문입니다. 흙, 성냥골, 머리카락을 주워 먹는 어린아이처럼 암 환자도 당연히 원력이 작동하여 벌써부터 자신의 암을 낫게 할 수 있는 특별한 약초나 음식이 입에서 당겼을 것입니다. 그런데 대부분의 환자들이 음식을 영양학적으로 분석한 결과를 광신한 나머지 자신의 몸이 진정으로 요구하는 약재나 음식을 멀리하는 오류를 범하고 있습니다. 전라도 지방에 가면 반찬이 스무 가지 이상 나오는 인심 후한 향토 맛 집들이 있습니다. 음식에 관한 아무런 지식이 없는 상태라면 원력이 정확하게 작동되어 현재 자신의 질병을 낫게 하는 반찬에 제일 먼저 젓가락이 향하게 됩니다. 수달이 소엽을 택하듯이 동물적인 원력으로, 저절로 돼지고기 수육을 향하여 젓가락이 향하였는데 지방을 많이 섭취하면 동맥경화, 심혈관계 질환, 비만이 초래된다는 지식이 떠올라 다른 반찬을 선택하게 됩니다. 호랑이가 병풀을 선택하였듯이 동물적인 원력으로 감자튀김으로 제일 먼저 젓가락이 향하였는데 트랜스 지방에 관한 지식이 떠올라 다른 반찬을 선택하게 됩니다. 이렇듯 음식에 관한 지식은 원력을 크게 훼손시켜 자신의 암을 낫게 할 수 있는 음식을 정확하게 선택할 수 없게 만듭니다. 암 환자들은 원력이 시키는 대로 저절로 입에서 당기는 음식을 섭취하면 암을 낫게 하는데 큰 도움이 될 것입니다. 그런데 그 원력은 모든 지식에서 벗어난 상태, 무의식의 상태, 빈부(貧富), 선악(善惡), 남녀, 더러움 깨끗함을 애당초 알지 못하며 따라서 나누고 분별하지 않는 어린아이와 같은 상태에서 최고조로 발휘된다는 것을 항상 잊지 말아야 합니다.

9장

**운동만 한다면
음주와 흡연은
오히려 암을 예방하는
역할을 합니다.**

일곱 여덟의 사람이 모인 자리에서 나이가 50대 정도의 어떤 사람이 자신의 친가나 외가 쪽에 많은 사람들이 모두 장수(長壽)하다가 돌아가셨고 또한 지금도 양가(兩家)에는 연세가 아흔이 넘어 정정하게 살아계시는 분이 많다고 자랑하고 있었습니다. 자랑 중에 이상하게도 유독 자신의 작은 아버지는 예순을 넘기지 못하고 매우 일찍 돌아가셨다는 이야기가 나오자마자 듣고 있던 사람들이 일제히 일찍 돌아가신 이유가 너무 빤하다는 듯 이구동성의 질문을 하였습니다. "그 작은 아버지라는 사람은 평생 술 담배를 많이 했나 보지?" 그런데 이야기 하던 사람의 대답은 모두를 놀라게 하였습니다. 남녀 불문하고 장수하고 있는 자신의 많은 친척들은 수 십 년간 모두 술과 담배를 매우 좋아하여 지금도 많이 즐기고 있는데 일찍 돌아가신 그 작은 아버지만 술과 담배를 전혀 하지 않았던 사람이라는 것입니다. 쉰 살 정도의 아들이 담배가 폐암의 원인이라는 전문가들의 주장을 다양한 방송 프로그램을 통하여 반복하여 수 없이 듣게 되자 수 십 년 동안 담배를 피워온 자신의 칠십대의 어머니에게 화를 내면서 짜증스럽게 다음과 같이 소리쳤다고 합니다. "어머니 텔레비전에서 담배 피우면 폐암 걸린다는 것도 못 들으셨어요? 이제 제발 그 담배 좀 그만 피우세요." 그런데 어머니의 다음과 같은 대답을 듣고 아들은 그야말로 끽 소리도 못 하고 두 번 다시 담배 끊으시라는 말씀을 어머니에게 하지 않았다고 합니다. "야, 이 녀석아, 내가 서른 중반에 청상과부가 된 후로 나 홀로 자식들 키우면서 얼마나 마음고생이 심했나 네가 알기나 하냐? 이 담배마저 없었으면 난 벌써 죽었어, 그러니 나보고 담배 끊으라 소리는 나 보고 죽으라는 말과 똑같아 임마." 십 수 년 전만 해도 담배를 피우는 여성이 매우 드물었습니다. 더구나 너무나도 당연한 남녀평등 의식이 희박할 때여서 여자가 담배를 피우는 광경을 목격하게 되면 누구나 "감히 여자가 어디서 담배를 피우나? 어디서 남자와 맞담배를 피우나?" 이런 핀잔을 주곤 하였습니다. 여성들 역시 주눅이 들어서 자신의 흡연을 떳떳하지 못한 것으로 스스로 부끄럽게 여기는 시대가 있었습니다. 따라서 그 당시에는 자신의 부인이 담배를 피운다는 것은 어쩌면 이혼의 사유가 될 수도 있었으며 아무튼 남편에게는 매우 부끄러운 일이어서 외부에 알려지는 것을 크게 경계하였습니다. 그 시대에 바람을 피우다가 부인에게 발각된 사람이 있었습니다. 다행히 남편이 용서를 빌어서 부부는 겉으로는 화해를 하고 살았지만 독자들도 잘 아시다시피 남편의 외도사실을 여자는 죽을 때까지 마음 속 깊이 새겨놓고 절대로 진정으로 용서하지 못합니다. 그 이후 부인이 화장실에서 다녀온 후에 자신이 화장실에 들어가면 담배냄새가 심하게 나는 것을 알아챈 남편이 부인을 추궁하게 됩니다. 부인은 당신이 바람을 피운 사실을 알고 난 후에 나는 머리로는 용서를 하였다고 생각하였지만 마음으로는 진정으로 용서를 한 것이 아니라는 것을 깨달았다. 여러 가지 상상(想像)으로 괴로운 시간을 보내던 중 예전에는 너무나도 싫었던, 당신이 담배를 피울 때 나오는 담배연기 냄새가 갑자기 싫지 않고 매우 구수하게 느껴졌다. 그래서 나도 한 대, 두 대 피우다 보니 분한 마음이 좀 가라앉는 것을 느끼게 되었고 그러다 보니 흡연이 몸에 배게 되었노라고 대답합니다. 서로 상의를 한 끝에 부부는 요즘의 젊은 부부가 도저히 이해할 수 없는, 매우 어처구니없는 우스꽝스러운 타협안으로 또 다시 화해를 하게 됩니다. 아이들 장난처럼 맺은 협정의 내용은 다음과 같습니다. "남편이 부인의 흡연을 받아들이고 용서해 주는 조건으로 부인 역시 남편의 외도 사실을 진정으로 용서해 준다." 그렇습니다. 위의 두 가지 사례를 보더라도 흡연이 얼마나 스트레스를 해소시켜 주는 훌륭한 작용을 하는가를 잘 알 수 있습니다. 앞에서 설명한 것처럼 암은 대부분 스트레스로 발병하게 됩니다. 더욱이 흡연이 일찍이 남편을 잃고 아이들을 홀로 키워야만 하는 여인의 작지 않은 큰 스트레스, 남편의 외도로 인하여 초래된 여인의 작지 않은 큰 스트레스를 이렇듯 잘 해소시켜 준다면 담배가 스트레스의 크기와 관계없이 모든 스트레스를 잘 해소시켜 당연히 여러 가지 암을 예방해줄 수 있는 훌륭한 역할을 하고 있다고 확신할 수 있는 것입니다. 산 속의 맑은 공기를 마시면서 산행을 하면 조금 무리가 될 수도 있는 장시간 장거리의 등산일정도 거뜬하게 소화해낼 수가 있습니다. 또한 공해로 오염된 도시의 공기는 몸이 먼저 알아채는지 도시에서는 스스로 심호흡을 하게 되는 경우가 별로 없습니다만 산 속의 맑은 공기는 몸이 먼저 알아채고 저절로 깊은 숨을 내쉬게 됩니다. 서양의학적인 연구와 분석을 통하여 담배연기에는 나프틸아민, 니켈 등 여러 가지 발암성 물질이 들어있어 폐암뿐 만 아니라 다양한 질병을 유발한다고 주장하지만 개인적으로는 신뢰하지 않습니다. 단순하게 생각하면 담배연기는 공해로 오염된 도시의 공기만큼이나 나쁜 공기에 속한다고 볼 수 있습니다. 당연히 나쁜 공기는 사람의 육체적인 건강에는 해로운 것이 사실이지만 담배연기가 정신적인 건강에는 매우 이롭다는 것입니다. 개인적으로 다시 한 번 강조합니다만 흡연은 스트레스를 크게 해소하여 주므로 스트레스로 발병하게 되는 대표적인 질병이라고 할 수 있는 암을 예방하여주는 훌륭한 역할을 수행하는 것입니다. 그야말로 인체에 끼치는 해(害)보다 득(得)이 많은 약재(藥材)가 담배라고 볼 수 있습니다.

이 번에는 술에 관하여 알아보겠습니다. 사람들은 "나 요즈음 맨 정신으로는 오래 못 살아, 나 술 안 먹고 맨 정신으로 버티었다면 벌써 죽었을 거야" 라는 말을 합니다. 소위 정신이 맑은 상태를 일컫는, 정신 사유(思惟) 활동이 지극히 정상적인 상태를 일컫는 말이 바로 맨 정신입니다. 그런데 왜 사람들은 이 맑은 정신 바로 맨 정신으로는 오래 못 살거란 말을 할까요? 직장인이 어렵게 돈을 모아 신축 아파트를 분양받았는데 몇 개월이 지나자 동일한 아파트의 미분양 분을 처음 분양가 보다 일 억 원 정도 할인된 가격으로 시행사에서 이차(二次) 분양을 한다는 소식을 듣고 큰 병이 난 사람을 만난 적이 있습니다. 직장인에게 아니 누구에게나 일 억 원은 매우 큰돈입니다. "내가 손해 본 액수가 일억 원이다. 시행사로부터 사기를 당해서 나는 너무나도 분하다." 이렇게 자신이 겪고 있는 어떤 일에 관하여 정확하게 인지하며 또한 겪고 있는 일 때문에 발생한 감정을 정확하게 느끼려면 바로 정신이 또렷해야 합니다, 이 정신이 또렷한 상태를 또한 맨 정신이라고 부르는 것입니다. 만약 술을 많이 마셔서 만취하여 소위 필름이 끊긴 상태가 된 이 직장인에게 아파트를 분양받아 얼마나 손해를 보았는지, 어느 시행사에 대하여 그렇게 원망을 하고 있는지 등에 관하여 질문을 하면 아무런 대답을 못 하거나 엉뚱한 답변을 할 것입니다. 이러한 상태를 바로 맨 정신이 아니다 라고 일컫는 것입니다. 적어도 술에 만취하여 맨 정신이 아닌 상태에서는 큰 스트레스를 안겨준 자신이 겪고 있는 일에 관하여 잠시 까마득하게 잊을 수 있게 됩니다. 당연히 술에 취하여 있는 그 시간 동안만은 스트레스로부터 해방이 되므로 술 역시 담배와 더불어 스트레스를 해소시켜 주는 훌륭한 역할을 수행하게 됩니다. 따라서 큰 스트레스를 받고 있는 사람이 술을 전혀 마시지 않고, 그야말로 맨 정신으로 버틴다면 자신이 겪고 있는 일들을 선명하게 떠올리며 밤낮으로 잠시도 잊지 못하므로 일(一) 초(秒)도 쉼 없이 스트레스를 받을 수밖에 없습니다. 암은 스트레스로 발병합니다. 따라서 술을 안 먹고 맨 정신으로 버티었다면 벌써 죽었을 거란 말은 술 안 먹었으면 벌써 암에 걸려서 죽었을 거야란 말과 똑같다고 볼 수 있습니다. 앞에서 설명하였지만 사람은 자신의 병을 스스로 신속하게 치료하려고 하는 여러 가지 본능적인 능력 즉 원력을 지니고 있습니다. 체하였을 때 스스로 구토를 하여 음식을 몸 밖으로 신속하게 내보내는 행동, 상한 것을 먹었을 때 스스로 설사를 시켜 식중독을 예방하는 현상, 회충이 뱃속에 많이 있는 어린아이가 구충작용이 있는 유황이 들어 있는 성냥골만을 떼어내서 먹는 행동, 코피라든지 다양한 출혈의 위험성을 자신도 모르게 인지한 어린아이가 지혈(止血)작용이 있는 머리카락만 보면 주어먹는 행동, 인체가 자구적으로 원력을 발휘하여 스스로 자신의 질병을 이겨내려고 하는 이와 같은 사례는 수 없이 많아 지면으로 모두 소개하지 못할 정도 입니다. 모든 술병에는 술을 마시면 간암을 비롯한 다양한 질병에 걸린다는 경고문구가 쓰여 있습니다. 모든 담배에는 담배가 폐암을 비롯한 다양한 질병을 유발한다고 쓰여 있습니다. 그런데도 불구하고 많은 사람들이 음주와 흡연을 하는 것은 어린아이가 자신의 병을 스스로 고치려고 자신도 모르게 성냥골을 떼어먹고 머리카락을 주어먹는 것과 똑같은 행동입니다. 바로 성인들의 원력이 발휘되어 자신의 병을 스스로 고치려고 하는 원력이 발휘되어 어린아이들이 성냥골과 머리카락을 선택하는 것처럼 술과 담배를 선택하는 것입니다. 현대인들은 성공한 사람이든 실패한 사람이든 다양한 스트레스를 지니고 살고 있습니다. 스트레스를 풀어주는 적당한 운동과 역시 스트레스를 해소해주는 음주와 흡연은 암을 예방할 수 있게 해 줄 뿐만 아니라 장수에 필요한 가장 기본적인 요소라고도 할 수 있습니다. 그렇습니다. 앞에서 설명하였지만 암은 대부분 스트레스로 인하여 발병합니다. 담배와 술은 스트레스를 해소하는 데 아주 중요한 역할을 하는 명약(名藥)이라고 볼 수도 있는 것입니다. 적당한 운동이나 노동을 하는 사람들에게 술과 담배는 절대로 해롭지 않습니다.

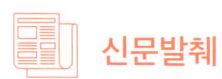 **신문발췌**

서울 최고령 최 남이(崔 南伊) 할머니 113세
작년 술 담배 끊어 … "뭐든 잘 먹는 게 장수비결"

서울에서 가장 나이 많은 사람은 도봉구 쌍문동에 사는 최 남이 할머니 최 할머니는 갑신정변이 일어난 1884년 경남 김해의 한 농가에서 1남1녀 중 첫째로 태어났다. 58년 전 사별한 남편 정 문이 씨와 사이에 두 아들을 뒀으나 각각 5년, 3년 전에 먼저 저 세상으로 보냈다. 최 할머니는 20년 전 큰 아들네를 따라 상경했다. 지금은 맏며느리 이 말순 씨와 손자 창근 씨 성훈 씨 내외 증손자 동우 군과 함께 산다. 최 할머니는 청력과 시력이 약해지기는 했지만 아직 의사소통에는 전혀 지장이 없다. 무엇보다 치아가 건강해 40~50년은 젊어 보인다. 하루 한 갑 이상 피우던 담배와 술은 지 난 여름부터 끊었다고 한다. 며느리 이 씨는 닭고기와 돼지고기를 특히 좋아하지만 뭐든지 가리지 않고 잘 드신다고 했다.

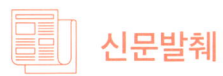 **신문발췌**

음주자가 비음주자 보다 건강
일본 국립암센터 이틀에 정종 1홉이 적당

 술을 적당히 마시는 사람은 암으로 사망할 확률이 전혀 마시지 않는 사람의 절반에 불과하다는 연구결과가 나왔다. 대주가인 경우에는 반대로 암 사망 확률이 1.5배로 급증한다는 것. 일본 국립 암센터는 지난 9일 암과 음주와의 관계를 밝혀내기 위해 7년여 걸린 대규모 역학조사 결과를 발표했다. 국립암센터 쓰가네(津金昌一郎) 임상역학 연구부장 연구팀은 이와떼(岩手), 아끼다(秋田), 나가노(長野), 오끼나와(沖繩) 등 각 현의 40~50대 건강한 남성 19,231명을 대상으로 지난 90년부터 96년 까지 7년 동안 추적조사를 실시했다. 그 결과 7년 동안 사망한 사람은 548명 이었으며 그 중에 암으로 사망한 사람은 214명으로 약 40%에 달했다. 암 사망 확률은 비음주자를 1로 보았을 때 2주 1회 음주자가 0.79, 2일 1홉 음주자는 0.53, 매일 1홉 음주자는 0.9로 비음주자

보다 낮았다. 반면 매일 2홉 음주자는 1.48, 매일 4홉 음주자는 1.54로 급격하게 위험도가 증가됐다. 한편 암을 포함한 전체 사망률은 비음주자를 1로 보았을 때 2주 1회 음주자가 0.84, 매일 1홉 음주자가 0.87, 매일 2홉 음주자가 1.04, 매일 4홉 음주자 1.32로 나타나 적절한 음주자 쪽의 사망확률이 낮은 반면 과도한 음주자는 특히 암에 의한 사망확률이 높은 경향을 보였다.

위의 신문기사에서 보았듯이 113세 할머니는 술과 담배를 112세에 끊었다고 하고, 일본의 경우 정종을 매일 1홉 씩 마시는 사람도 비음주자를 1로 로 보았을 때 암에 걸릴 확률이 0.9로 낮다고 합니다. 술을 차게 해서 마시나, 따뜻하게 해서 마시나, 여름에 마시나, 겨울에 마시는가에 따라서 또한 개개인의 주량에 따라서 마실 때의 기분에 따라서 취하는 정도가 매우 다르므로 당연히 비교적 암에 덜 걸리게 하는 정확한 주량을 특정 할 수 없습니다. 정종 1홉을 매일 마시는 것은 우리나라의 경우로 바꾸어 보면 매일 소주 반 병 정도를 매일 마시는 것과 똑같다고 할 수 있습니다. 그러나 사람마다 주량이 크게 다르므로 중요한 것은 술을 매일 마시는 사람이 암에 덜 걸린다는 사실입니다. 따라서 매일 소주 한두 병 정도를 먹는 사람은 알코홀 중독자가 아니라 개인적으로는 암을 예방하고 있는 사람이라고 도 볼 수 있습니다.

10장

**암에 걸렸다가 완전히
나은 사람을 찾아가
암을 낫게 한 그 사람의
방법을 사용하여 자신의 암을
자신이 주체가 되어 스스로
치료 하여야 합니다.**

과학적인 연구 결과 맹장(盲腸)은 사람 몸을 위하여 특별히 하는 일도 없으면서 공연히 염증(炎症)이나 일으키니 일찍 제거 해주는 것이 좋다. 과학적인 연구결과 사랑니와 바로 옆에 있는 어금니 사이에는 음식물이 자주 끼이게 되어 충치와 치통, 치주염의 원인이 되니 사랑니를 빨리 제겨 해 주는 것이 좋다. 과학적으로 남자 생식기의 외피는 성병을 일으키게 하고 생식기의 성장을 방해하니 어린나이에 빨리 포경수술로 제거해 주는 것이 좋다. 과학적인 연구 결과 소위 여성들의 갱년기 증상을 개선하기 위하여 여성 호르몬제를 복용하는 것이 바람직하다. 위의 예시한 의학적 주장들은 오늘 날의 또 다른 과학적인 연구결과 모두 정 반대로 뒤바뀌게 되었습니다. 맹장은 인체에 꼭 필요한 장기이니 절대로 제거해서는 안 된다. 제거한 사람들을 임상적으로 살펴보니 대장암, 갑상선질환 등 다양한 질환에 걸릴 확률이 높다. 사랑니가 충치와 치주염, 치통을 일으킨다는 지금까지의 과학적 주장은 아무런 근거가 없다. 따라서 사랑니를 제거해서는 안 된다. 포경수술이 성병(性病)을 예방하고 생식기의 성장을 도와준다는 아무런 과학적인 근거가 없고 신생아에게 심각한 공포감을 주어 오히려 정신건강에도 매우 해로우니 절대로 포경수술 해서는 안 된다. 갱년기 질환을 개선시키기 위해 복용하는 여성호르몬제는 유방암 등 다양한 심각환 질환을 일으키니 절대로 복용해서는 안 된다. 세월이 지나면서 이렇듯 거꾸로 뒤집히는 의학적 이론들은 셀 수 도 없이 많은데 그 중에 몇 가지만 예를 들어 본 것입니다. 현대인들은 소위 과학적으로 연구한 결과라는 단어가 앞에 나오는 주장은 무조건 신뢰하는 경향이 있습니다. 과학적으로 연구한 결과라고 발표되면 그 이론이 영구적으로 절대로 변하지 않는 진리라고 단정 지어 버립니다. 과학은 의학의 범주에서 뿐 만 아니라 모든 분야에서 발전을 거듭하고 있다는 것을 부정하는 독자는 없을 것입니다. 과학이 발전한다는 것은 그 동안 과학적으로 옳다고 여겨졌던 많은 과학적 연구 결과를 정반대로 부정하는 결과를 초래하기도 합니다. 따라서 십 수 년이 지나면 "과학적으로 연구해 본 결과 지금 까지 암 환자를 대상으로 시행하였던 방사선 요법, 항암화학요법 등은 모두 암을 없애기는커녕 그 부작용으로 환자들은 더욱 일찍 사망하게 만들었다는 사실이 밝혀졌다. 그런데 이번에는 과학적인 연구결과 이전의 치료법과는 전혀 다른 부작용이 전혀 없는 또 다른 항암치료법이 개발되어 전 세계인의 이목을 집중시키고 있다."는 발표를 매스컴으로부터 접하게 될 수도 있는 것입니다. 그 때가 와도 십 수 년 후에도 개인적으로는 새로 개발된 전 세계인의 이목을 집중시키고 있다는 또 다른 치료법 역시 과학적으로 전혀 신뢰하지 않을 것입니다. 앞에서도 설명하였지만 암에 걸린 사람들이 서양의학적 치료를 거부하고 민간요법 등 또 다른 다양한 치료법으로 암을 극복한 사례 또한 너무 많습니다만 서양의학은 이러한 또 다른 치료법이 과학적으로 아직 증명되지 않았다고 외치며 전혀 인정하지 않는 실정입니다. 사실은 과학이 매우 발달하지 못해서 민간요법 등 또 다른 동양의학적 치료법이 어떻게 암을 낫게 하였는지를 아직 규명하지 못하고 있을 뿐입니다. 다양한 방송매체의 프로그램에는 서양의학적 치료를 전혀 받지 않고 또 다른 방법으로 암이 완쾌된 진솔한 사례가 수 없이 많이 소개 되고 있습니다. 자신과 같은 암을 앓다가 완쾌된 사람을 찾아가 아직 과학이 규명하지 못한 바로 그 환자의 치료법을 사용하여 자신의 주도하에 스스로 자신의 암을 낫게 하여야 합니다. 필자는 30년 이상 동양의학을 연구해 왔습니다. 그런데 필자에게 대단한 장점이 있다면 약초나 민간요법에 관하여 정확하게 알고 있는 그 어떤 사람들에게도 언제든지 무릎을 조아리고 배움을 청할 각오를 항상 가지고 있다는 것입니다. 초등학교 밖에 다니지 못한 노인이든, 아무런 자격증도 없는 비전문가든, 여자든, 남자든, 길거리 좌판에서 장사를 하는 분이든, 직업, 나이, 성별과 관계없이 그들이 직접 경험하였던 어떤 약초나 민간요법의 효능에 관하여 진지하게 귀 기울여 듣고 관련된 옛 사람들의 문헌을 참조하여 필자의 한방실력을 갈고 닦는데 큰 도움을 받고 있기 때문입니다. 사람들은 위에서 설명한 것처럼 민간요법의 효과에 대하여 과학적으로 검증된 바가 없다고 무시하기도 하지만 그 민간요법으로 나은 사람의 직업이나 빈부, 학력 등 을 알아내어 자신 보다 전혀 우위(優位)에 있지 않다면 그 사람들이 사용한 민간요법 까지 믿으려 들지 않으려 합니다. 다소 과격한 사례이지만 감옥에 수감되어 있는 죄수로 부터 자신이 소화가 안 될 때마다 자신의 손바닥 중앙을 손가락으로 세게 눌러주면 체기가 금방 내려가는 것을 수차례 경험하였다는 이야기를 어떤 경로로 알게 되었다면 감옥 밖에 있는 사람들도 체하였을 때 그 죄수처럼 그렇게 따라 해도 당연히 무방한 것입니다. 간암에 걸린 환자가 민간요법으로 자신의 간암을 낫게 한 사람이 사회적으로나 경제적으로, 직업적으로 볼품없는 사람이어서 그래서 그 사람이 사용한 민간요법 까지 신뢰하지 않는다는 것은 한 편으로 자신을 엄청난 존재라고 여기는 대단한 자존심 때문일 것 입니다. 간암으로 병원에서 당연히 큰돈을 들여 투병 생활을 하다가 세상을 등진 스티브 잡스는 입원 중에 "가장 비싼 침대가 병원침대"라고 토로하였습니다. 만약 한국의 간암 환자가 그렇게 큰돈을 받고도 스티브 잡스의 간암을 낫게 하지 못하고 세상을 뜨게 만든 바로 그 병원을 흠모하여 그 병원에 가서 치료를 받는다면 과연 기적 같은 일이 일어날까요? 놀랍게도 서양의학적 처치를 일찍감치 포기하고 민간요법 등으로 자신의 암을 낫게 한 지혜로운 사람들은 경제적으로, 사회적으로, 직업적으로 소위 별 볼일 없는 사람일 확률이 매우 높아 보입니다. 경제적인 여유가 없어서 병원비를 감당하지 못하였기 때문에 서양의학적 처치를 빨리 포기하고 돈이 거의 들지 않는 민간요법 등 다른 방법을 선택할 수밖에 없었을 지도 모릅니다. 사회적으로 높은 위치에 있는 대단한 사람이 아니기 때문에 서양의학적 방법이 아닌 자기만의 특별한 민간요법 등의 방법으로 암을 낫게 한 자신과 비슷한 처지의 별 볼일 없는 사람들의 진솔한 이야기를 거부감 없이 받아들였을 지도 모릅니다. 많이 배우지 못하여서 상대적으로 암에 관한 해박한 지식이 없었으니 원력이 어느 정도는 잘 작동하였을 것이며, 역시 배우지 못하여 자랑할 만한 직업을 갖고 있지 못하였기 때문에 다른 방법으로 암을 낫게 한 같은 처지에 있는 사람들의 말을 무시하지 않았을 지도 모릅니다. 자신이 대단한 사람이라는 생각은 먼저 원력을 크게 손상시킵니다. 암을 낫게 하는데 도움이 되지 않습니다. 나는 대단한 사람이기 때문에 혹시 내 암이 못 낫게 된다고 해도 유명하고 큰 병원에서 저명한 전문가의 지시를 철저히 따라 치료받아야 마땅하다는 고집은 오히려 좋지 않은 결과를 초래 할 수밖에 없습니다. 암에 걸린 환자는 완벽하게 자신을 비우고 자신을 낮추어야 오히려 원력이 상승하게 되고 또한 민초들의 진솔한 암 치험 사례를 마음으로 받아들이게 될 것입니다.

11장

오진(誤診)을 많이 하는 서양의학적 진단기기를 무조건 믿지 말아야 합니다.

주식에 투자하였다가 실패한 뒤로 잠이 오지 않고, 식욕도 없어지고, 자그마한 일에 크게 화가 나고, 또한 속도 쓰립니다. 병원에 갔더니 의사가 위(胃) 내시경 검사, 심전도 검사 등 여러 가지 기기(器機)를 동원하여 검사를 해서 왜 병이 생겼는지 알아내려고 합니다. 자신도 자신의 질병이 무슨 병인지, 왜 발생하였는지도 모르는데 어떻게 병원의 여러 가지 기계가 병명과 병의 원인을 알아낼 수 있을 까요? 혹시 기기를 동원하여 병명을 알아낸다고 해도 그래서 그 질환에 사용하는 약을 모두 복용한다고 해도 환자의 질병은 절대로 나을 수 없습니다. 환자의 질병은 오직 투자했던 주식가격이 올라야만 그래서 손해가 복구되어야만 나을 수 있습니다. 주식 투자에 실패하여 여러 가지 질병이 생긴 사람이 아무리 의학에 문외한이어도 조금만 곰곰이 생각해 보면 자신의 질병이 왜 초래되었는지 스스로 알 수 있다는 것입니다. 주식에 실패하여 얻게 된 질병이라는 것을 환자가 스스로 깨닫는 순간 자신의 병은 여러 가지 기계를 동원하여 검진하여 병원에서 낫게 할 수 있는 병이 아니라는 것을 직감으로 절실하게 알게 됩니다. 병원은 당연히 주식으로 손해 본 금액을 물어주는 곳도 아니고, 의사 또한 당연히 앞으로 유망한 기업의 주식을 추천해주는 사람이 아니기 때문입니다. 암 환자도 이와 똑같습니다. 암 환자는 자신이 의학에 전문가가 아니라서 자신이 왜 암에 걸렸고 어떻게 하면 암을 낫게 할 수 있는지 전혀 알 수 없다고 생각합니다. 암 환자도 자신이 왜 암에 걸리게 되었나를 차분하게 생각해보면 암에 걸리게 된 이유를 기기를 동원하여 검진을 할 필요도 없이 스스로 더 정확하게 잘 알 수 있습니다. 암 환자는 암에 걸리기 훨씬 전 부터 큰 스트레스를 받으면서 전혀 운동을 하지 않는, 운동만 하면 좋아질 질환에 부작용이 많은 여러 가지 약을 복용하는 자신을 바라보면서 자신도 모르게 원력의 작용으로 "이러다가 내가 아무래도 큰 병에 걸리겠지"라는 생각이 분명히 들었을 것입니다. 원력의 작용으로 무작정 걷고 싶었거나, 산으로 달려가고 싶었거나, 아무도 없는 곳에서 크게 소리치고 싶었거나, 브래지어가 답답하여 착용하고 싶지 않았다거나, 갑자기 종교를 갖고 싶었다거나, 복용하는 약을 당장 끊고 싶은 생각이 들었을 수도 있습니다. 암을 스스로 낫게 하려는 자신의 이러한 원력을 여러 가지 이유로 무시하고 살아

왔기 때문에 암에 걸렸다는 라는 것을 잘 알면 무조건 암 전문의에게 맹종하여 자신의 몸을 내어주는 것이 최선의 방법이라고 절대로 생각하지 않을 것입니다. 병원에서는 최첨단의 과학 기술력을 집약시켜 만들어진 다양한 진단기기가 비치되어 있음을 자랑하면서 환자들을 유인하고 있습니다. 통닭을 파는 상점에 들어갔을 때 닭을 튀기는 사람이 기름 통에 온도계를 꽂아 놓고 온도계를 주시하면서 정확한 온도 까지 올라갔을 때 닭을 넣어 튀기려고 한다면 닭을 튀긴 경력이 매우 짧다는 증거입니다. 닭을 튀긴 경험이 많은 오래된 상점의 주인이라면 온도계가 필요 없습니다. 닭을 가장 맛있게 튀길 수 있는 온도를 기름 통에서 올라오는 기포의 상태, 얼굴을 기름 통에 가까이 했을 때 느껴지는 열감의 정도 등을 감안하여 온도계보다 더욱 정확하게 찾아낼 수 있기 때문입니다. 경험이 많아지면 기계보다 사람의 감각이 더욱 정확하다는 것을 알아야 합니다. 아주 옛날에는 병원에 요즈음처럼 최첨단의 검진기계가 전혀 없었으며 단지 X ray 촬영기 정도가 준비되어 있었습니다. 그러나 그 당시에 의사들은 지금의 의사들 보다 훨씬 실력이 좋았습니다. 굳이 엑스레이

촬영을 해보지 않고 기침 소리만 듣고도 폐결핵, 폐수종, 폐렴, 폐기종, 늑막염을 분간해 낼 수 있었습니다. 온도계에 의존하지 않고 맛있는 통닭을 구워낼 수 있는 사람이 진정한 실력자 인 것처럼 의술(醫術)에서도 기계에 의존하지 않고 병명을 알아내는 의사가 실력이 있는 의사라고 말 할 수 있는 것입니다. 따라서 환자를 보자마자 여러 가지 검진기계를 들이대는 의사는 경험이 매우 부족한 의사입니다. 더구나 그 최첨단의 기계가 멀쩡한 사람을 암으로 오진을 하여 많은 사람들을 며 칠 또는 몇 개월 동안 천당과 지옥을 경험하게 만드는 경우도 매우 많다는 것을 알아야 합니다. 마라톤을 완주할 정도의 사람이라면 서양의학적 검사를 해 볼 필요도 없이 오장육부가 모두 건강한 사람입니다. 필자의 주장이 믿기지 않는다면 양보하여 적어도 다리와 무릎은 어느 누구보다도 튼튼한 사람이라는 주장에는 동의 할 수 있을 것입니다. 그런 사람이 병원에서 관절 사진을 찍은 결과 무리한 운동으로 연골이 모두 닳아버렸다는 진단을 받는 수가 많이 있습니다. 의사는 당장 마라톤을 그만 두라고 조언합니다. 이런 관절상태로 어떻게 지금 까지 마라톤을 해 왔는지 모르겠다고 고개를 갸우뚱 합니다. 무리한 운동을 하여 연골에 손상이 왔다는 진단 결과는 말도 안 되는 거짓인 것입니다. 마라톤을 처음 시작하는 사람들 중에는 처음에 1킬로미터도 못 달리던 사람들도 많이 있습니다. 그런 사람들이 꾸준히 연습을 하다 보면 5킬로미터 10 킬로미터를 달릴 수 있게 되고 드디어 완주할 수 있게 됩니다. 꾸준한 연습으로 점점 달릴 수 있는 거리가 늘어날 수 있었던 것은 두 말할 필요도 없이 무릎의 인대와 연골도 처음 보다 매우 튼튼해졌기 때문입니다, 그 동안 무리한 운동을 감내할 수 있었던 것은 검사해 볼 필요도 없이 운동으로 단련된 매우 정상적이고 튼튼한 무릎이 있었기 때문입니다. 양보하여 정말 연골이 닳아 버렸다고 해도 그 닳아버린 상태와 운동능력과는 전혀 관계가 없다는 시실입니다. 이 사실은 "이런 관절 상태로 어떻게 지금 까지 마라톤을 해왔는지 모르겠다"는 의사의 말이 증명하고 있습니다. 암도 마찬가지입니다.

서양의학적 검진기기는 기침도 하지 않고 숨도 차지 않고 그래서 격한 운동도 잘 하고 있는 사람을 폐암이라고, 소화도 잘 되고 식사도 잘 하는 사람을 위암이라고, 머리도 안 아픈 사람을 뇌암 이라고 오진을 할 확률이 높은 믿을 수 없는 것들입니다. 관절 상태와 운동능력은 전혀 관계가 없는 것처럼 만약 암이라는 기계적 진단이 오진이 아니라고 하더라도 환자가 알지 못하여 서양의학적 처치를 받지 않는다면 암과 수명과는 전혀 관계가 없다는 것입니다. 건강하게 장수하고 싶으면 건강하게 장수하고 있는 사람을 찾아가서 장수의 비결을 물어야 합니다. 사람들은 이 간단한 진리를 알지 못하고 병원을 찾아가 전문가를 통해서 건강검진과 수술과 복약을 통하여 장수하려 합니다. 100세 이상을 산 사람들의 특징은 그렇게 장수하려고 어떠한 인위적인 노력도 하지 않았다는 것입니다. 바쁘게 사느라 평생 자신의 건강에 신경을 전혀 쓰지 않았으며 더구나 부정확하기 그지없는, 절대로 신뢰할 수 없는 그 검진기계를 통하여 자신의 건강상태를 알아보려는 어떠한 노력도 하지 않은 사람들이라는 것입니다. 아주 고가(高價)의 최첨단의 장비가 진단한 결과라고 무조건 믿어버리는 것은 또한 우매한 일입니다.

12장

**암 환자는
남자의 경우
성생활을
절제하여야 합니다.**

앞에서도 설명하였지만 남자의 과도한 성생활은 몸속에 혈액을 부족하게 만듭니다. 또한 큰 수술이나 교통사고로 인한 출혈 또는 병원에서의 검진을 위한 잦은 채혈 등도 역시 당연히 몸속에 피가 부족하게 만듭니다. 이러한 과도한 성생활, 출혈 등 여러 가지 이유로 피가 부족하여지면 남자의 경우 아무런 성적인 자극이 없어도 오히려 수시로 발기가 너무 잘 되는 증상이 발생합니다. 남자들에게 일어나는 이러한 현상을 옛 사람들은 음허화동(陰虛火動)이라고 불렀습니다. 성적으로 과로하여 혹은 출혈. 채혈 등의 이유로 사람의 몸속에 피가 부족하여지면 당연히 사람이 마르게 됩니다. 흔히 "마른 장작이 더 불이 잘 붙는다, 화력이 좋다"는 말을 들은 적이 있을 것입니다. 뚱뚱한 사람 보다 몸에 피가 부족하여져서 몸이 마른 사람이 정력이 좋다는 말은 바로 음허화동의 현상을 지적하고 있습니다. 남자 몸속에 피가 부족하여지면 당연히 기운도 크게 떨어지게 됩니다. "남자는 문지방 넘어갈 기운 만 있어도(옆방으로 넘어갈 힘만 있어도) 여자와 잠자리를 하려고 한다"는 말이 있습니다. 역시 몸속에 혈액이 크게 부족하여져서 기운도 너무 없는데도 불구하고 발기 하나 만은 잘 된다는 말로 음허화동의 현상을 표현하고 있습니다. 음허화동의 증상이 발생하여 건강하였을 때보다 오히려 발기가 수시로 잘 일어나는 증상은 질병입니다. 당연히 이렇듯 병적으로 발생하는 발기는 가짜 정력의 발현이라는 것을 알아야합니다. 남자가 오랜 금욕생활과 규칙적인 운동과 바른 식생활로 몸 상태가 매우 건강할 때 발생하는 발기만 참 정력으로 인한 발현이라고 말 할 수 있습니다. 앞에서 설명한 바가 있지만 암 환자는 수술로 인하여, 검사를 위한 채혈로 인하여, 항암제와 방사선 요법의 부작용으로 인하여 몸속에 피가 현저하게 부족하게 됩니다. 따라서 암 환자야 말로 음허화동의 현상이 나타나 건강할 때보다 발기가 더욱 잘 되는 증상이 나타나기 쉽습니다. 많은 전문가들은 암 환자가 암으로 사망하는 것이 아니라 영양실조로 사망하게 된다고 주장하고 있습니다. 서양의학적 처치로 환자가 음식을 섭취하지 못하게 되므로 결국 혈액이 부족해져서 영양실조 상태에 빠지게 되고 또한 서양의학적 처치가 골수를 파괴하고 혈액을 파괴하여 결국 혈액을 더욱 부족하게 만들어 더욱 영양실조상태가 가중(加重)되어 사망한다고 말하고 있습니다. 암 환자에게 나타나는 발기는 음경강직(陰莖剛直)이라는 병적인 현상일 뿐 입니다. 이 때 성생활을 하면 몸속에 피가 더욱 부족해지면서 앓고 있던 암도 더욱 악화 될 뿐만 아니라, 폐결핵 등의 또 다른 질병이 발생하기도 하고 또한 영양실조가 더욱 악화되어 최악의 결과가 초래되기도 하므로 남자 암 환자는 반드시 성생활을 절제하여야 합니다.

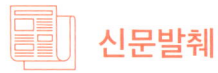 신문발췌

잘못 알려진 암 상식 투병중 성생활 해롭지 않아
억제 땐 우울증

　암 수술을 받은 환자라고 성충동을 느끼지 않을 리가 없다. 성욕은 정상적인 생리반응이라는 측면에서 회복의 조짐이라고도 볼 수 있다. 부부관계가 가능하다면 암 환자는 더욱더 삶에 대한 자신감을 가지고 회복이 빨라지며 사회로의 복귀도 한결 수월해질 것이다. 암 환자 자신은 물론이고 가족이나 주위 사람들 까지 암치료가 끝나고 몇 년이 지나도 암 환자라는 생각을 떨쳐버리지 못 한다. 자신이 이제 정상인이라고 생각하도록 노력하는 것도 중요하지만 주위의 도움이 필요하다. 이때 자연스러운 부부관계는 심리적으로 효과가 크다. 성생활은 정력낭비고 병의 회복에 나쁜 영향을 미친다고 생각하는 사람들이 많다. 그래서 의도적으로 부부관계를 기피한다. 그러나 사랑이 담긴 부부관계는 암 환자의 투병의지를 높여주고 생존율을 높인다. 성충동을 억제함으로써 오히려 자신감을 상실하고 우울증에 빠질 우려가 있다 암 환자에게 우울증은 최대의 적이다 암 수술을 받고 나서 몸매가 망가지는 경우가 흔히 있다 유방암 환자가 유방절제 수술을 받는 다든지 대장암 환자가 인공항문을 배에다 달게 되면 자신감을 잃는다. 이 때 배우자는 의식적으로 환자의 자존심을 살려주고 정상적인 성생활을 유지하도록 격려해야 한다. 방사선 치료나 항암요법으로 체력이 많이 소진된 환자라도 성욕구가 있을 때에는 편안하게 발산되도록 도와주는 것이 좋다.

암 환자는 암 수술 후에는 당연히 수술 부위에 새살이 빨리 자라나야 수술부위가 빨리 아물게 됩니다. 그런데 이 때 성행위를 하면 몸속에 피가 부족하여지므로 혈액으로부터 만들어지는 살이 자라나지 않아 수술부위의 합창(合瘡)이 매우 더디게 됩니다. 암 환자의 과도한 성생활로 일어나는 수술부위의 더딘 합창은 사소한 피해라고 할 수 있습니다. 위의 기사에서 말하는 "방사선 치료나 항암 요법으로 체력이 많이 소진된 환자의 성적욕구" 바로 음허화동으로 초래된 음경강직 현상 때문에 발생한 병적(病的)인 현상이므로 절대로 "편안하게 발산되도록" 도와주어서는 안 되는 것입니다. "암 환자의 성생활은 정력의 낭비이고 병의 회복에 나쁜 영향을 미친다,"고 믿고 있는 대다수의 사람들이 기사내용과는 정 반대로 오히려 절대로 옳다는 것을 알아야 합니다.

13장

**병원에서의 잦은
채혈(採血)은 환자의 암을
더욱 악화시킬 뿐만 아니라
당연히 영양실조를
일으켜 암 환자의 생명을
단축시킵니다.**

모 종합병원에 암으로 입원하고 있는 환자를 문병하러 간 사람이 우연히 병실에서 청소하는 사람과 몇 마디 대화를 나눌 기회가 있었다고 합니다. 청소부로 오래 근무하다 보니 병실에 입원하고 있는 환자의 상태나 입, 퇴원 등의 변화를 어느 정도 소상하게 파악할 수 있었나 봅니다. 청소부로부터 본인이 근무하고 있는 동안 이 병실에서 살아서 나간 사람을 거의 보지 못하였다는 이야기를 듣고 큰 충격을 받았다고 합니다. 그 종합병원의 암 전문의가 한 말이 아니고 청소부의 이야기이기 때문에 절대 신뢰할 수 없다고 생각하는 독자들도 있을 것입니다. 아무튼 암 환자는 병원을 찾아가 여러 가지 처치를 받아도 낫지 않고 오히려 더욱 일찍 사망하게 된다는 사실을 병원에서 청소를 하시는 사람은 잘 알고 있는데 직접 당사자인 많은 암 환자들은 까맣게 모르고 있다는 것은 대단한 아이러니 입니다. 병원에서는 채혈을 하여 병을 진단하고 병의 경중(輕重) 및 경과를 파악합니다. 이런 채혈은 환자가 앓고 있는 질환을 더욱 악화시키는 주범이라고 할 수 있습니다. 사람 몸에서 피 보다 더 중요한 것은 없습니다. 서양의학은 사람 몸속의 혈액은 신속하게 다시 만들어지기 때문에 병원에서의 채혈로 환자들에게 아무런 피해가 발생하지 않는다고 강변하고 있습니다. 말도 안 되는 주장입니다. 혈액은 그렇게 신속하게 만들어지는 것이 아닙니다. 피를 뽑아대는 서양의학적 처치 앞에는 어떤 건강한 장사도 견디지 못합니다. 피를 뽑아내면 건강한 사람도 없던 병을 새로 얻어 앓게 되거나 만약 환자라면 앓고 있던 병은 더욱 악화되어 더욱 신속하게 사망에 이르게 됩니다. 만약 3 리터의 물을 가스레인지 위에서 끓이고 있는 중에 물의 온도가 섭씨 70도로 측정되었을 때 그 중에 1 리터의 물을 덜어 낸다면 나머지 물의 온도는 가스레인지의 불꽃을 키우지 않아도 급격하게 상승하게 될 것입니다. 사람 몸에서도 이와 똑같은 일이 발생합니다. 잦은 채혈로 몸속의 혈액을 몸 밖으로 덜어내면 몸 안에 남아있는 나머지 혈액의 온도가 크게 상승하게 됩니다. 혈액이 뜨거워지면 적혈구, 백혈구, 혈소판이 파괴 되어 몸 안에 남아 있는 혈액마저 혈액으로써의 생리적인 역할을 하지 못하게 됩니다. 방사선 조사와 항암 화학요법만으로도 골수가 파괴되어 혈액이 불가역적으로 재생이 되지 않고, 또한 적혈구와 백혈구, 혈소판이 마저 파괴되어 버리는데 거기에다가 채혈 까지 하여 혈액을 모두 파괴해 버리니 혈액이 몸 안에 있어도 전혀 생리적인 역할하지 못하는 상태가 더욱 악화되어 버립니다. 앞에서 설명하였듯이 혈액이 이렇게 망손 되면 암이 더욱 악화되고 전이가 되면서 환자는 돌아올 수 없는 강을 건네게 되는 것입니다. 채혈로 인하여 혈액이 빠져나가면 몸 안에 남아있는 혈액이 뜨거워져서 결과적으로 혈액이 파괴된다는 필자의 주장을 납득하지도 못하고 인정하지도 못 한다고 해도 적어도 피를 계속 뽑으면 당연히 영양실조가 초래된다는 것은 인정할 수 있을 것입니다. 많은 전문가 들이 사실은 암 환자가 암으로 사망하는 것이 아니라 서양의학적 처치의 부작용으로 인한 영양실조로 사망하게 된다고 주장하고 있습니다. 잦은 채혈로 초래되는 여러 가지 심각한 증상 중에 하나인 영양실조 한 가지 만으로도 잦은 채혈은 암 환자에게 치명적인 영향을 끼친다고 할 수 있는 것입니다.

소아(小兒)암에 대하여

어린이들의 암은 역시 여러 가지 서양의학적 약물의 부작용과 스트레스로 초래됩니다. 어린아이는 암이라는 병에 대한 지식이 전혀 없기 때문에 당연히 어른처럼 암에 걸려 곧 죽을 수도 있다는 생각을 전혀 하지 않습니다. 따라서 성인 암 환자보다 원력이 크게 살아있어 서양의학적 처치만 받지 않으면 오히려 성인 암 환자보다 더욱 빨리 나을 수 있습니다. 그러나 아무리 어린아이라고 해도 간병하는 보호자들의 수심에 찬 얼굴, 크게 상심한 표정, 갑자기 목소리를 낮추어 이야기 하는 등의 분위기를 통하여 어린아이는 자신에게 무엇인가 나쁜 일이 일어날 수도 있다는 것을 직감으로 느끼게 되어 원력이 크게 훼손 됩니다. 암에 걸린 어린이는 꿈에도 죽는다는 생각을 하지 않고 있는 데 부모를 비롯한 보호자들이 어린아이가 죽을 지도 모른다는 걱정스런 표정과 말투와 행동으로 어린아이의 원력을 훼손하고 있다는 것입니다. 암이라는 것도 모르고 죽음이라는 것도 몰라서 원력이 시퍼렇게 살아 있는 그래서 죽는 다는 생각이 전혀 없는 아이 옆에서, 아무것도 몰라서 아직 잘 살아있는 아이 옆에서, 보호자가 네가 너무 어려서 암에 관하여 뭘 몰라서 그렇지, 암에 대하여 알면 너도 곧 죽게 될 것 이라는 것을 잘 알게 될 텐데 라는 생각을 하고 있다면 대단한 아이러니입니다. 어린아이에게 무슨 스트레스가 있는가 생각하는 사람들이 많습니다. 모든 연령대를 두고 볼 때 어린아이들이 가장 스트레스를 많이 받고 있습니다. 성인들은 스트레스를 술과 담배, 노래방, 바둑, 장기, 다양한 스포츠들, 동창모임, 계모임, 친한 친구 등을 통하여 해소하면서 살아가지만 아이들을 당연히 그렇게 할 수 없으므로 어린이가 가장 스트레스를 많이 받게 되는 것입니다. 따라서 어린이라고 해도 스트레스로 인하여 암에 걸리게 됩니다.

소아암의 대부분을 차지하는 백혈병은 해열진통제. 항생제와도 관련이 많다는 것을 필히 알아야 합니다.

| 후기(後記) |

  죽을병에, 큰 병에 걸렸다고 크게 낙심하고 있는 암 환자들에게 어떻게 하면 자신이 주체가 되어 자신 스스로 암을 낫게 할 수 있는 가에 관한 책을 집필하는 것은 대단히 심각하고 조심스러운 일입니다. 거의 40년 동안 많은 다양한 질병의 환자를 마주했던 경험에서 얻은 필자의 암에 관한 개인적인 주장을 이해하고 이 책에서 권고하는 장삿속 없는 진솔한 방법을 따라 자신의 암을 스스로 낫게 할 환자들이 과연 몇 사람이나 될지도 궁금합니다. 아무튼 필자의 암에 관한 주장은 기존의 전문가들의 생각과 크게 달라 그러지 않아도 경황이 없는 암 환자들을 더욱 혼란에 빠뜨리는 것은 아닌지 집필 중에 걱정도 많이 했습니다. 의학이외의 어떤 분야에서든지 현재 많은 사람들이 굳게 믿고 있는 이론과 반대되는 의견을 피력하면 매우 과격하고, 사려가 깊지 않고, 상식을 모

르는 사람이라는 힐난을 듣게 됩니다. 암에 관한 필자의 주장 중 대부분이 과격하고 비상식적이라고 해도 결론에 이르러 암 환자에게 스스로 암을 낫게 할 수 있도록 필자가 권하는 많은 조언들은 지극히 상식적인 것 들입니다. 운동을 열심히 해야 한다, 암에 걸렸다는 사실을 잊어야 한다, 스트레스를 잘 해소하여야 한다, 는 등의 필자가 암 환자에게 권하는 것들을 암 전문의들도 적극 권장하고 있습니다. 다만 "짜게 먹어야 한다, 건강검진을 받지 말아야 한다, 서양의학적 처치를 받아서는 안 된다, 성생활을 절제해야 한다, 어떤 서양의학적 약물도 복용해서는 안 된다," 는 등의 조언들을 이 책만으로는 도저히 납득하기 어렵다는 독자들이 있다면 아래에 소개하는 책들도 함께 꼭 읽어볼 것을 권하는 바입니다.

암이라는 병은 정말 그렇게 빨리 사람의 목숨을 앗아가는 큰 병이 절대로 아닙니다. 그 녀석을 내가 때려서 반 쯤 죽여 놓았다는 말이 있습니다. 일단 암 환자는 암에 걸린 것을 알고 암에 걸렸으니 곧 죽게 될 것이라는 자신의 생각 때문에 스스로 반 쯤 죽게 되고 나머지 반은 서양의학적 처치로 죽게 되는 것입니다. 사람을 의자에 묶어놓고 눈을 가린 후에 팔뚝을 찔러 가볍게 피가 나오게 만든 후 지혈이 되었을 때 바로 옆에서 양동이에 물을 조금씩 떨어뜨려 물방울이 뚝뚝 떨어지는 소리를 들려주면서 "지금 당신 몸의 피가 팔뚝에서 빠져나와 점점 양동이로 한 방울씩 떨어지고 있다"고 알려주자 묶여 있던 사람이 얼마 지나지 않아 사망하였다는 잔인한 실험 결과가 있습니다. 대형 냉장고에 들어갔다가 밖에서 문이 잠겨버려 하루 동안 냉장고 속에 갇혀 있었던 사람이 다음 날 사망한 채로 발견되었는데 사실 그 냉장고는 고장이 난 상태였다는 실제 사례가 있습니다. 그렇습니다. 팔뚝에서 점점 피가 빠져나가 곧 죽을 수밖에 없을 것이라고 생각한 사람은 그 생각 때문에 그 생각대로 사망한 것입니다. 냉장고에 갇히게 된 사람은 곧 얼어 죽겠구나 라는 생각 때문에 생각대로 죽게 된 것입니다. 암 환자 역시 마찬가지입니다. 암에 걸렸으니 곧 죽겠구나 하는 생각 때문에 그 생각대로 죽게 되는 것입니다. 본인이 암에 걸렸다 해도 암에 걸렸다는 사실만 모른다면 누구나 천수를 누리는 데 아무런 지장을 주지 않는 질병이 바로 암입니다. 천연 약품학을 전공한 사람으로서 다양한 암에 사용하는 식품이나 약재를 소개하지 못한 아쉬움이 많이 남습니다, 그러나 똑같은 위암 환자라고 하더라도 나이, 남녀, 암의 정도 등 각각의 상태에 따라서 맞는 음식이나 약재가 다소 달라지므로 일괄적으로 소개할 수 없는 어려움이 있습니다. 이 책을 통하여 부디 암 환자의 절실함을 이용한 지극히 상업적인 정보에 속지 않는 지혜 또한 함께 구하실 수 있다면 정말 좋겠습니다. 암 그거 정말 별거 아닙니다.

추천도서

1) 나는 현대의학을 믿지 않는다.
2) 항암제의 숨겨진 진실.
3) 의사에게 살해당하지 않는 47가지 방법.
4) 의사는 수술 받지 않는다.
5) 여자들은 의사에게 어떻게 속고 있나?
6) 병원에 가지 말아야할 81가지 이유.
7) 항암치료는 사기다.
8) 유사 암으로 요절하는 사람, 진짜 암이어도 장수하는 사람.
9) 약에게 살해당하지 않는 47가지 방법.
10) 불량제약회사.
11) 병원이 병을 만든다.
12) 에이즈는 없다.

암 스스로
고칠 수 있다

초판 1쇄 발행 2019년 11월 15일

지은이　임교환
발행인　임교환
발행처　도서출판 東醫韓方
주　소　서울시 서초구 효령로 109(방배동) 동의빌딩
전　화　02-588-0909　　**팩　스**　02-588-0919
등　록　제2018-000013호

디자인　아인
인　쇄　남향문화

· 파본은 구입처나 본사에서 바꿔 드립니다.
· 이 책에 실린 글은 지은이의 동의 없이 무단전재와 복제를 금합니다.
· 이 책의 일부 또는 전체를 사용하려면 양측의 서면 동의를 얻어야 합니다.
· 지은이와 협의하에 인지는 생략합니다.